AF579892

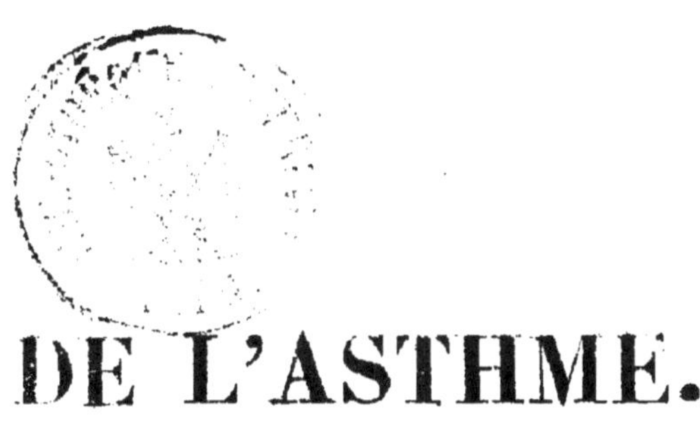

DE L'ASTHME.

Paris. — Imp. de Lacour et Comp., rue St-Hyacinthe-St-Michel, 33.

DE L'ASTHME

RECHERCHES MÉDICALES

SUR

LA NATURE, LES CAUSES ET LE TRAITEMENT

DE CETTE MALADIE.

Par M. Amédée LEFÈVRE,

Second médecin en chef de la Marine royale, chevalier de la Légion-d'Honneur, professeur de pathologie interne et de thérapeutique générale à l'Ecole de médecine navale du port de Rochefort, vice-président de la Société d'agriculture, sciences et belles-lettres de la même ville, associé correspondant aux sociétés de médecine de Bordeaux, Brest, La Rochelle, Marseille, Paris, Toulouse.

Mémoire couronné par la Société royale de médecine de Toulouse.

La difficulté de guérir les maladies est en proportion avec l'incertitude où l'on est de leur nature et de leur siége. (Trad. de Whyte.)

Quæque ipse miserrima vidi (Virgile.)

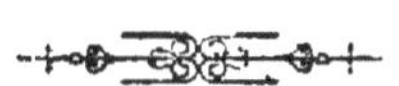

PARIS.

CHEZ JUST ROUVIER, LIBRAIRE,

8, RUE DU PAON, PRÈS DE L'ÉCOLE DE MÉDECINE.

~~1847~~

1846

AVANT-PROPOS.

Vers la fin de l'année 1834, je lus dans un journal que la Société de Médecine de Toulouse avait mis au concours, pour l'année 1835, les questions suivantes :

1° **Établir** les caractères essentiels de l'asthme ;

2° **Déterminer** si les lésions organiques observées dans cette maladie en sont la cause, l'effet ou la complication ;

3° **Indiquer** les moyens thérapeutiques pour la guérir dans ses divers états, ou du moins pour en suspendre les accès.

Ayant recueilli quelques faits relatifs à cette maladie, dont j'ai moi-même ressenti à diverses époques de douloureux paroxysmes, je m'occupai à les mettre en ordre et à m'en servir pour former la base de mes réponses aux questions proposées. Lorsque mon travail fut terminé, je le soumis au jugement de plusieurs de mes collègues. Leur indulgente amitié m'encouragea à l'envoyer au concours, et c'est d'après leur avis que je me mis sur les rangs pour disputer le prix. Le succès en dépassant mon attente a justifié leurs prévisions.

La récompense flatteuse qui m'a été décernée (*) m'enhardit aujourd'hui à livrer mon mémoire à l'impression; puisse le public médical l'accueillir avec la même indulgence que ses premiers juges, et si, comme eux, il l'honore de son approbation, j'aurai doublement atteint le but que je m'étais proposé.

Rochefort, le 10 août 1846.

Le vœu que j'exprimais il y a onze ans, a été grandement exaucé. Ce mémoire, traduit en allemand peu de temps après son insertion dans le journal hebdomadaire, a depuis été cité par presque tous les auteurs qui ont écrit sur les maladies de la poitrine. Broussais lui a consacré une note spéciale, et en a fait l'éloge dans son cours de pathologie et de thérapeutique générale. M. Amédée Latour l'a inséré presque textuellement dans l'édition qu'il a publiée du cours de pathologie interne de M. Andral. MM. de la Berge et Monneret, dans le *Compendium de médecine pratique*; Valleix, dans le *Guide du médecin praticien*; Grisolle, dans un traité de pathologie médicale, lui ont emprunté les principaux arguments sur la nature spasmodique de l'asthme. Plusieurs dissertations inaugurales soutenues depuis sa publication, contiennent des passages étendus qui en ont été extraits; je citerai entre autres celle de M. Vellosa da Cruz (Montpellier 1835), et celle de M. Béraud (Paris 1842). Enfin, les honneurs de la critique ne lui

(*) Une médaille d'or et le titre d'associé correspondant.

ont pas fait défaut, et dans un mémoire sur le bruits respiratoires, inséré, par M. le docteur Beau, dans les *Archives de médecine de* 1840, ce médecin distingué a combattu notre manière de voir sur la cause essentielle de la dyspnée asthmatique, prétendant, ainsi que les anciens, que cette cause se trouve dans la présence du mucus épaissi qui obstrue les conduits aériens.

En cédant aujourd'hui à la demande qui m'a été faite de revoir ce travail et d'en autoriser la réimpression, j'ai dû y ajouter les faits nouveaux que j'ai pu recueillir, et pouvant appuyer l'opinion que j'ai adoptée sur la nature de la maladie qui en fait l'objet. J'ai dû également ne pas laisser sans réponse les objections faites à la théorie du spasme des bronches que je crois la seule vraie et la seule capable de rendre compte de tous les phénomènes de l'asthme nerveux.

Le rôle qu'on a fait jouer à l'emphysème pulmonaire, dans la production des dyspnées périodiques, méritait un examen particulier. Je me suis attaché à démontrer l'erreur de ceux qui ont cru trouver, dans cette lésion anatomique, la cause des phénomènes morbides qui constituent l'asthme.

De nouveaux faits ayant sanctionné les avantages que l'on pouvait retirer de l'emploi de quelques médicaments dont j'avais parlé dans la première publication de ce travail, j'ai dû les rappeler en même temps que j'indiquai les nouvelles conquêtes de la thérapeutique, sinon pour guérir au moins modifier avantageusement une des plus cruelles maladies qui puissent affliger l'espèce humaine.

DE L'ASTHME,

RECHERCHES MÉDICALES

SUR LA NATURE, LES CAUSES

ET LE TRAITEMENT DE CETTE MALADIE.

INTRODUCTION.

Tout se tient, tout s'enchaîne dans la vie de l'homme ; une fonction ne peut être troublée sans qu'aussitôt d'autres ne s'en ressentent. De ce *consensus* général naissent souvent de grandes difficultés pour expliquer les phénomènes morbides qui s'offrent à notre observation. L'embarras du médecin à préciser le siége de certaines affections, augmente lorsque la fonction lésée a, par suite de son importance, des influences sympathiques nombreuses, que des liens étroits l'unissent à d'autres fonctions également importantes. Il faut alors un tact exercé et une longue expérience pour isoler le siége du mal, pour distinguer les cris de douleur de l'organe souffrant de ceux qui n'ont été que ses echos ; et quand on a réussi dans ces pénibles recherches, de nouvelles difficultés se présentent, si l'on veut préciser la nature des changements survenus dans l'intimité de cet organe pour que sa vitalité ait été troublée.

Ces réflexions viennent naturellement à l'esprit de celui qui parcourt ce que les auteurs ont écrit sur la maladie connue sous le nom d'asthme. Comme pour tous les points obscurs de la science, on a cherché à expliquer les phénomènes qui la caractérisent, à l'aide des systèmes qui ont tour-à-tour dominé en médecine ; et, suivant ainsi une fausse route, on a fait plier les faits au joug de la doctrine en faveur, plutôt que de voir celle-ci en défaut. Une autre cause d'erreurs dans la manière de procéder des anciens médecins, c'est la confusion qu'ils faisaient de toutes les espèces de dyspnées ; seulement, pour mettre de l'ordre, ils avaient formé trois classes de ces affections, dont la première, considérée comme la plus simple, avait conservé le nom de dyspnée ; la deuxième, un peu plus grave, avait pris celui d'asthme. Cartheuser les avait distinguées par les deux vers suivants qui ne manquent pas de précision :

> Dyspnea se celat, canit asthma, malumque revelat
> Expirat late, trahit ad se cum gravitate.

La troisième enfin était l'orthopnée, offrant le *summum* des difficultés qui peuvent s'opposer à l'acte respiratoire. Quant aux recherches sur les causes qui pouvaient amener ces divers degrés d'anhélation, elles sont nombreuses, et plusieurs auteurs établissent autant d'espèces d'asthme qu'ils ont trouvé de désordres organiques concomittants, quel que fût d'ailleurs le siége de ces désordres.

Pour répondre aux questions proposées, nous avons cru devoir suivre un mode d'examen que nous indiquerons plus loin. Notant avec soin dans les anciens écrits tout ce qui nous a paru le fruit réel de l'observation, nous avons élagué les nombreuses hypothèses qui s'y trouvent. Atteint de l'affection qui doit nous occuper, nous avons décrit avec toute l'exactitude possible ce que nous avons ressenti, et de ces divers matériaux nous avons formé notre travail : heureux s'il peut jeter quelques lumières sur un point encore obscur de la médecine.

Un fait non contesté, c'est que l'asthme se décèle par un trouble notoire dans la fonction de la respiration. Pour en bien apprécier la nature, nous croyons qu'il est indispensable de rappeler préliminairement quelques faits relatifs à cette importante fonction ; de se remémorer la disposition des organes qui concourent à son exercice, et d'indiquer sommairement son mécanisme dans l'état normal. Faisant après l'historique des phénomènes observés pendant les accès d'asthme, nous pourrons, peut-être, indiquer plus facilement quels sont les organes dont le jeu est dérangé dans la production de ces phénomènes. Passant ensuite à l'examen des désordres observés après la mort, nous chercherons dans la généralité des cas à confirmer ou à infirmer les opinions diverses qui les ont fait rattacher au fait même de la maladie; puis, examinant les sentiments divers des observateurs sur la nature intime de l'asthme, nous nous prononcerons pour celui qui nous paraît vrai et nous chercherons à apporter de nouvelles preuves à l'appui de notre opinion. En dernier lieu nous aurons à nous occuper du traitement et par conséquent des moyens susceptibles d'enrayer la marche des accès et d'en prévenir le retour.

CHAPITRE I.

De la respiration dans l'état normal.

La fonction de la respiration se compose, d'après Bichat, de deux ordres de phénomènes : 1° phénomènes chimiques ; 2° phénomènes mécaniques. Comme chacun sait, cette fonction a pour but l'absorption des substances gazeuses nécessaires à l'entretien de la vie. Deux ordres d'organes y sont consacrés : 1° le poumon, modification de l'enveloppe extérieure, appropriée à l'absorption des gaz et siége des phénomènes chimiques; 2° la cage osseuse appelée thorax, et les puissances musculaires qui la mettent en mouvement, qui concourent au second ordre des phénomènes, c'est-à-dire à ceux relatifs aux mouvements d'élévation et d'abaissement des côtes et du diaphragme et par suite à l'entrée et à la sortie de l'air effet de ces mouvements. Un conduit musculo-membraneux dépendant du poumon, sert de passage à l'air : c'est le tube digestif de ce *pabulum vitæ ;* dans les ramifications extrêmes s'opère sa digestion, qui constitue l'hématose. La structure de ce tuyau est importante à connaître, car nous croyons qu'il joue un grand rôle dans la production des phénomènes morbides qui doivent nous occuper. En voici la description d'après Hipp. Cloquet (1).

« Le conduit aérifère des poumons se compose » de cerceaux fibro-cartilagineux, de membranes, » de vaisseaux sanguins, de glandes mucipares et » de nerfs, de ganglions et de vaisseaux lymphati- » ques. Formé à sa partie supérieure par les cavités » nasales et buccale qui s'ouvrent dans l'évasement » du pharynx, il présente plus de solidité là où il » est spécialement consacré au passage de l'air et » où il est connu sous le nom de larynx et de tra- » chée-artère. A sa partie inférieure il se divise en » deux conduits qui ont reçu le nom de bronches, » une pour chaque poumon. Ces bronches se sub- » divisent elles-mêmes à l'infini et leurs dernières » divisions entrent dans la substance propre du » poumon.

» Le larynx et la trachée artère sont formés de » demi-cerceaux cartilagineux dont la symétrie di- » minue à mesure qu'on s'approche de la division » bronchique. Dans les bronches on ne trouve plus » que des plaques, puis des grains cartilagineux,

(1) *Anatomie descriptive*, p. 380, in-8.

» irréguliers, de forme variable qui diminuent peu » à peu de volume et disparaissent enfin tout-à-fait, » dans les ramuscules qui n'offrent plus qu'une » demi-ligne de diamètre, ainsi que l'a constaté » Sœmmering. C'est sans doute la présence de ces » corps que sont dus les étranglements successifs » que l'on aperçoit sur les substances dont on se » sert pour injecter les bronches lorsqu'on veut » connaître leur disposition.

» Une membrane fibreuse joint tous ces corps. » Elle commence au cartilage cricoïde, s'amincit à » mesure qu'elle s'enfonce dans les poumons, et, » d'après Reisseissen, finit avec les grains cartilagi- » neux dont nous venons de parler. A sa partie pos- » térieure elle est en contact immédiat avec une » couche de fibres musculaires transversales, qui » s'attachent aux extrémités des cerceaux cartila- » gineux et complètent le canal formé par eux. » Cette couche musculaire joue, suivant Reisseis- » sen, un grand rôle dans les fonctions des conduits » aérifères. A mesure que les cerceaux cartilagi- » neux diminuent d'étendue et se déforment, ces » fibres deviennent de plus en plus circulaires; » Reisseissen les a suivies très loin, et il pense que » cette couche se prolonge jusqu'aux extrémités des » rameaux bronchiques. »

A l'intérieur de cette couche musculeuse on trouve un sillon de fibres longitudinales assez apparentes à travers la membrane muqueuse et dans toute son étendue, mais surtout à la face postérieure de la trachée et vers ses subdivisions. Ces fibres ont été étudiées avec un très grand soin par Reisseissen, il les compare au tissu de l'utérus, ou à la tunique propre des artères. Elles se prolongent jusque dans les dernières ramuscules bronchiques (1).

La membrane muqueuse qui tapisse l'intérieur des voies aériennes est une continuation de celle qui revêt la partie supérieure des voies digestives. A sa partie postérieure elle présente des rides très prononcées qui dessinent le trajet des fibres longitudinales placées au dessous d'elles. Elle est criblée par les canaux excréteurs des glandes trachéales. A mesure qu'elle pénètre dans les poumons, elle se modifie de la manière la plus favorable à l'absorption des gaz, c'est-à-dire que l'élément vasculaire y domine, le derme s'amincit, l'épithélium est nul et tout s'y trouve disposé pour que l'air soit le moins séparé possible du sang qu'il est appelé à vivifier.

La bifurcation de la trachée-artère et celle des bronches sont recouvertes d'un assez grand nombre de corps volumineux et de formes variables, connus sous le nom de glandes bronchiques; ces glandes sont d'une couleur noire et d'un tissu assez mou.

Les nerfs du conduit aérifère proviennent du nerf vague et des plexus pulmonaires.

Les vaisseaux sanguins des poumons sont l'artère pulmonaire, l'artère bronchique et les veines pulmonaires.

(1) *De fabrica pulm.*, in-4, 1822.

Les vaisseaux lymphatiques sont très nombreux.

Le cœur, les gros vaisseaux qui en émanent, ceux qui viennent y déboucher, également renfermés dans la poitrine, sont en rapport intime avec les poumons et la trachée-artère.

Les viscères digestifs, séparés de ceux de la poitrine par une simple cloison musculaire, le diaphragme, peuvent, dans les changements de volume dont ils sont susceptibles, agir d'une manière directe sur ceux-ci.

Relativement à l'action des organes, on ne doit pas oublier : 1° que les fonctions respiratoire et circulatoire étant en quelque sorte le complément l'une de l'autre, s'influencent réciproquement; 2° que dans l'état normal et pendant la veille, les poumons s'emplissent d'air, par la dilatation de la poitrine, de quinze à vingt fois par minute; pendant le même temps le cœur y envoie de soixante à quatre-vingts ondées de sang; 3° dans le resserrement de la poitrine, l'air précédemment introduit est expulsé de quinze à vingt fois par minute et le sang devenu rouge est renvoyé à l'oreillette gauche du cœur, à peu près dans les mêmes proportions qu'il y était arrivé.

De la succession régulière de ces mouvements résulte l'état normal.

Dans le sommeil, la respiration plus rare, plus profonde, emploie moins d'agents pour s'exécuter. Presque exclusivement accomplie alors par les muscles intercostaux, elle est susceptible de se troubler plus facilement, si des circonstances particulières viennent s'opposer à la libre introduction de l'air dans le poumon.

Influencée d'une manière directe par toutes les affections morales un peu vives, cette fonction peut l'être d'une manière secondaire par les lésions de la digestion et de la circulation ; de là une infinité de nuances dans les divers degrés de dyspnée et d'anhélation et de grandes difficultés pour reconnaître leur nature intime. Voilà sans doute la cause qui a fait et qui fait encore confondre sous une même dénomination, telle que celle d'asthme, par exemple, beaucoup de dypsnées symptomatiques dues à des causes qu'un examen un peu approfondi ferait facilement reconnaître.

Quant au rôle que joue le poumon lui-même pendant les mouvements de la respiration, il y a eu controverse. Les uns considèrent cet organe comme passif; d'autres pensent, et c'est aussi notre opinion, qu'il est doué d'une expansion et d'une contraction actives et que probablement les fibres musculaires des bronches jouent un rôle important dans cette faculté. Voici ce que dit à ce sujet Laennec, dans son *Traité de l'auscultation*, t. III, p. 26 :

« Si l'on ouvre chez un chien un des côtés de la » poitrine, et que l'on soulève le sternum en écar» tant les côtes, le poumon s'affaisse d'abord de » manière à ne plus occuper qu'un quart au plus » de l'espace qu'il remplissait avant; mais dans cet » état même, on le voit encore se gonfler et se res» serrer alternativement, ainsi que l'a observé M. le

» professeur Roux (1), qui remarque en outre qu'on » ne peut concevoir que par une expansion active, » l'issue du poumon à travers une plaie pénétrante » de la poitrine ; j'ajouterai que dans le cas patho- » logique dont il s'agit on a vu la portion du pou- » mon formant hernie se dilater dans l'inspiration, » et alors on ne peut plus attribuer cette dilatation » à la pression atmosphérique.

» On peut remarquer encore, en faveur de la » probabilité de l'existence d'une expansion et d'une » contraction pulmonaires actives, que chez les » vieillards dont les côtes sont soudées aux ver- » tèbres et les cartilages ossifiés, la respiration ne » laisse pas que de se faire et que souvent même il » n'y a pas de dyspnée notable. » Nous avons tenu à rapporter ce paragraphe en entier, car du moment où il est reconnu que le poumon jouit d'une contraction et d'une expansion actives, il est rationnel de penser que ces deux facultés peuvent être lésées soit en plus, soit en moins (2).

(1) *Mélanges de chirurgie et de physiologie*, page 87.

(2) Varnier, dans un Mémoire sur l'irritabilité des poumons, lu à la Société royale de Médecine, le 15 juin 1779, était arrivé à conclure que le poumon est un organe actif; qu'il est le premier et le principal agent de la respiration, et que cette fonction dépend, comme dans les amphibies, de la dilatation et contraction alternative des vésicules qui déterminent alternativement la contraction des muscles inspirateurs et expirateurs. Par une dernière expérience, le même observateur admettait que les vésicules pulmonaires pouvaient perdre leur action par deux causes contraires, soit par une contraction forcée, soit par un excès de distension, ce qui est conforme, ajoutait-il, à ce qu'on observe

Indépendamment de leur usage de servir au passage de l'air, la trachée-artère et les bronches que nous avons vues tapissées par une membrane muqueuse, sont, ainsi que la peau, le siége d'une exhalation considérable dont l'air est incessamment le véhicule, pour la transporter au dehors : de plus cette muqueuse est lubréfiée par une humeur muqueuse, en partie emportée par l'action dissolvante de l'air et en partie résorbée. Quand l'équilibre cesse entre ces deux actions opposées, la mucosité s'accumule dans les conduits aériens jusqu'à ce que sa présence détermine une sensation pénible d'où résulte la toux, sorte de convulsion respiratoire, nécessaire à l'expulsion de ces matières. Ici, les fibres musculaires bronchiques sont encore appelées à jouer un rôle important et qui a été bien établi par M. Brachet (1). L'expectoration, selon lui, a lieu différemment, 1° suivant que le mucus est amassé dans un point du trajet d'un conduit bronchique, assez volumineux pour n'en être point obstrué et laisser à l'air assez d'espace pour qu'il puisse s'introduire plus avant; 2° suivant que le mucus bronchique occupe la partie la plus reculée des conduits aériens, et que l'air ne peut pas pénétrer derrière lui.

dans tous les muscles et particulièrement aux sphyncters. Un muscle qui a éprouvé une trop forte distension, perd son mouvement ; le spasme, qui est une contraction forcée, le lui fait perdre de même.

(1) *Recherches expérimentales sur les fonctions du système nerveux-ganglionaire*, page 151, in-8.

Dans le premier cas, l'expectoration est facile à concevoir, puisque l'air peut s'accumuler plus loin que le point occupé par le mucus et que dans les contractions spasmodiques produites par la toux, les poumons poussant l'air avec une force plus grande, lui font entraîner avec lui le mucus qu'il trouve sur son passage. Lorsque le mucus occupe les dernières extrémités de ces canaux et qu'il ne peut laisser passer l'air derrière lui, ce mécanisme ne suffit plus, c'est à la couche musculeuse subjacente à la muqueuse qu'est confié le soin, en se resserrant, de chasser le mucus du conduit qu'il occupe et de le pousser jusque dans quelques conduits libres de mucus et distendus par l'air qui les a pénétrés, et qui, exprimé à son tour, rencontre le mucus qui vient d'être déposé au devant de lui, et l'emporte en crachats. Alors cesse la contraction musculaire des fibres bronchiques et le conduit s'ouvre à l'air qui le pénètre seul.

D'après ce qui précède, quand l'action des fibres musculaires se trouve momentanément empêchée dans les rameaux bronchiques, la mucosité y séjourne, s'y épaissit et ne peut être expulsée que lorsqu'elle reprend son action.

Cet aperçu rapide de la structure et des fonctions des poumons nous a semblé indispensable pour pouvoir se rendre compte des phénomènes qui caractérisent l'asthme et pour en expliquer la nature; nous allons maintenant rapporter plusieurs observations de cette maladie qui pourront nous fournir des matériaux nécessaires à son historique.

Depuis la publication de ce mémoire, en 1835, de nouveaux travaux sur l'organisation des poumons ont été publiés tant en France qu'à l'étranger. Les savants qui se sont occupés de cette étude peuvent être divisés en deux classes : 1° en France, M. Rochoux, en Allemagne, M. Malescott, marchant sur les traces de Malpighi, admettent que chaque bronche finit à l'entrée d'un lobule, et que les vésicules sont formées soit par du tissu cellulaire, soit par l'entrelacement des vaisseaux capillaires du poumon. M. Bourgery admet en plus un second ordre de vaisseaux qu'il désigne sous le nom de canaux labyrinthiques qui communiquent les uns avec les autres et constituent le mode de terminaison des bronches; 2° à Paris et à Strasbourg, MM. Bazin et et Lereboullet ont presque simultanément repris les travaux de Resseissen et prouvé que les bronches se continuent à l'intérieur de chaque lobule, et que chaque vésicule est fermée par l'extrémité, terminée en cul-de-sac, d'une division bronchique.

Nous avons tenté quelques unes des expériences de M. Bazin, et les résultats que nous avons obtenus sont conformes à ceux rapportés par ce savant naturaliste aujourd'hui professeur à la faculté des sciences à Bordeaux. Comme lui, nous admettons donc que l'extension du tégument interne qui constitue le poumon est pourvu : 1° d'un squelette cartilagineux; 2° de ligaments qui servent à réunir les différentes pièces du squelette; 3° de faisceaux élastiques qui contribuent au raccourcissement des bronches; 4° de faisceaux musculaires qui servent à les rétrécir ; 5° de vaisseaux sanguins et lymphatiques; 6° de glandes et de cryptes muqueux; 6° de tissus adipeux et cellulaire.

L'existence d'une capsule élastique dont les divisions et sous-divisions serviraient à séparer les unes des autres les diverses ramifications bronchiques et dont l'usage serait de servir à l'expiration a été démontrée à M. Bazin par l'étude comparative de l'organisation des poumons de quelques grands mammifères et particulièrement des cétacés. Son action serait antagoniste de celle des muscles bronchiques (1). Les docteurs Stokes de Dublin, et Hart admettent également l'existence d'une membrane fibreuse du poumon, ce qui établit pour eux une analogie de plus entre cet organe et les autres organes parenchymateux.

CHAPITRE II.

Faits relatifs à l'histoire de l'asthme.

§ 1er. Observations.

1re Observation (de l'auteur). Je suis âgé de trente-six ans, mes parents étaient bien constitués et ont presque toujours joui d'une bonne santé; mon père est mort à l'âge de soixante-dix-neuf ans, des suites d'un catarrhe pulmonaire chronique qu'il qualifiait

(1) *Annales d'anatomie et de physiologie*, t. III, p. 222, 1839.

d'asthme et dont il était atteint depuis quarante ans. Dans mon enfance je n'ai point été malade. A treize ans, je fus embarqué sur une frégate pendant quelques mois d'hiver ; ce premier séjour à bord d'un bâtiment ne me fit éprouver aucune gêne dans les mouvement respiratoires. A quinze ans, étant à la campagne, où l'on m'avait logé dans un cabinet récemment peint, je fus, pour la première fois, au milieu d'une nuit, réveillé brusquement par un sentiment d'oppression tel que je fus contraint de me lever, d'ouvrir ma fenêtre et de respirer l'air frais pendant quelques instants. Le calme se rétablit ; cette difficulté de respirer n'eut aucune suite et ne se renouvela pas. A seize ans, après un voyage pénible par un temps froid, je fus atteint d'une bronchite intense qui dura six semaines ; malgré la persistence de la toux et de quelques autres symptômes assez graves, la gêne de la respiration ne fut autre que celle observée dans de semblables affections, et ma santé se rétablit complétement. De seize à vingt ans, je ne laissai pas Rochefort, ville où je réside habituellement ; pendant ce temps ma santé fut bonne, je pus me livrer à tous les exercices de mon âge sans éprouver aucun trouble dans la fonction respiratoire. A cette époque, ayant été passer quelques jours dans une ville voisine, je fus atteint, la seconde nuit que j'y passai, d'une dyspnée assez forte avec toux fréquente ; décubitus dorsal impossible; expectoration de mucosités claires; insomnie. Au jour, ces accidents se calmèrent pour reprendre une nouvelle intensité la nuit suivante. Trois nuits se succédèrent ainsi amenant toujours les mêmes accidents. Je me décidai à revenir chez moi et dès la première nuit, le sommeil fut calme et non interrompu. Une expectoration de mucosités épaisses s'établit et bientôt tous les phénomènes d'irritation pulmonaire disparurent entièrement.

A la fin de la même année (1818), ayant été embarqué comme chirurgien-major d'un transport du gouvernement, avec la destination de Nantes, je fus, dès les premières nuits de mon séjour à bord, pris d'un accès d'asthme bien prononcé, qui se répéta pendant presque toute la durée du voyage. Alors le séjour au lit était impossible, je ne pouvais respirer que les coudes appuyés sur une table, ou les bras fixés sur quelques corps solides. L'obscurité augmentait l'intensité, la gêne de mes mouvements respiratoires; quelquefois j'étais contraint de monter sur le pont du bâtiment pour respirer un air frais. Au jour, il y avait du calme; mais la respiration restait difficile, et le plus léger mouvement, la plus faible émotion pouvaient la rendre haletante; la phonation se faisait avec peine et me fatiguait beaucoup. Tant que l'expectoration de mucosités épaissies, vermiformes ne s'établissait pas, je voyais la nuit s'avancer avec peine, car elle m'annonçait le retour de mes souffrances. De retour à Rochefort, j'y trouvai le calme que j'y avais toujours éprouvé. Dans le mois de décembre de la même année, un voyage à Bordeaux, sur le même navire, rappela les accès d'asthme qui ne cessèrent encore qu'à mon retour chez moi. En 1819, durant un voyage au

Sénégal et un séjour de six mois dans l'intérieur de l'Afrique, où je fus soumis à l'influence d'une température excessivement élevée, je n'eus pas un seul accès de ma maladie. Pendant les années 1820, 1821, 1822, que je passai à visiter Cayenne, les Antilles, le nord du Brésil, a faire par terre un voyage de deux mois dans l'intérieur de la Guyane, je continuai à jouir du calme le plus parfait, et cependant, dans ces diverses excursions, je ne fus pas sans éprouver de grandes fatigues et de nombreuses privations. De retour en France, dans l'été de 1822, je restai à Rochefort jusqu'au mois de décembre, sans éprouver la plus légère atteinte de dyspnée; je me croyais débarrassé de cette maladie, lorsque, dans un voyage que je fis à Poitiers, à cette époque, j'eus, la seconde nuit que j'y passai, un accès assez fort qui se fit ressentir jusqu'à ma rentrée chez moi oú, comme d'habitude, le calme se rétablit. En 1823, nouvel embarquement qui dura tout l'été; croisière sur les côtes de la Biscaye, relâches fréquentes dans les ports de cette province, excursions nombreuses dans les montagnes sans éprouver d'anhélation. De 1823 à 1825, séjour à terre, à Rochefort, santé parfaite, respiration complètement libre. A la fin de 1825, je reprends la mer sur un petit navire, pour une campagne dans la Méditerranée. Dès notre première relâche à Cadix où nous éprouvons un froid assez vif, accès intense qui se renouvelle à de courts intervalles, pendant l'hiver de 1825 à 1826.

Dans l'été, éloignement des accès; ils cessent même pendant plusieurs mois et reparaissent avec une nouvelle intensité pendant l'hiver de 1826 à 1827. Alors la respiration est presque constamment pénible jusqu'à l'époque de mon débarquement qui a lieu à Toulon dans le mois d'août. Le retour à Rochefort se fait par terre; un séjour de trois semaines à Montpellier n'est marqué par aucun accident et je reviens chez moi jouir de la tranquillité que j'y ai toujours trouvée.

Au commencement de 1828, un voyage à Paris, un séjour de trois mois dans cette capitale n'occasionnent le développement d'aucun accès. Dans l'été, nouvel embarquement sur une frégate; je n'éprouve de gêne dans la respiration que pendant une courte relâche à Toulon. L'hiver de 1828 à 1829 est très humide, nous le passons sur la rade de Patras, et malgré de fréquentes promenades dans les montagnes de l'Achaïe, je ne me ressens pas de mon asthme. Dans l'année suivante, pendant une station à Smyrne, j'éprouve un violent accès, et dès lors récidives fréquentes ; la respiration est souvent pénible. L'hiver suivant, très doux sous le rapport de la température, voit reparaître de fréquents accès ; je ressens par fois des points douloureux dans les parois de la poitrine, plus particulièrement du côté gauche. Je reviens en France au mois de septembre, et pendant une semaine de séjour à Toulon, j'éprouve une dyspnée presque constante, avec de violentes exacerbations la nuit. C'est dans cet état que je prends la route de Paris où j'arrive très fatigué d'une bronchite et d'un coryza qui étaient venus compliquer mon affection habituelle.

La première nuit que j'y passe est calme, celles qui suivent le sont également, et pendant trois semaines que j'y reste et que je me livre à des courses fort longues et à des exercices fatigants, ma respiration reprend son rhythme normal, et je n'éprouve pas un seul accès d'asthme.

Voici quatre ans que je n'ai point navigué, et je n'ai point eu d'accès bien caractérisé. Cependant, deux fois je suis allé à Bordeaux dans l'hiver, à la vérité par un temps fort doux, et je n'ai point eu d'accès d'asthme. Les douleurs que j'éprouvais dans la poitrine ont presque complétement disparu. Il ne reste plus qu'un point à la partie postérieure, vers l'attache du grand dorsal, qui se fait encore sentir par intervalles, souvent fort longs. Dans la première année de mon séjour à terre, j'ai été tourmenté d'un météorisme du ventre, qui se manifestait à la suite des repas, et pendant lequel la respiration était un peu gênée. De nombreuses éructations amenaient un soulagement instantané. Les fonctions digestives se font bien, l'appétit est bon. Atteint d'un flux hémorrhoïdal, depuis 1825, j'éprouve, lorsqu'il s'établit, une amélioration sensible dans cet état flatulant de l'abdomen.

Je me suis peut-être étendu un peu longuement sur l'historique de mes souffrances; mais j'ai cru devoir le faire afin de pouvoir mieux établir mes idées sur la nature de la maladie et sur les circonstances qui peuvent la modifier. Je crois même indispensable de donner encore quelques développements sur plusieurs points que je n'ai fait qu'indiquer.

Dans les premiers temps de la maladie, les accès débutaient d'une manière instantanée et sans phénomènes précurseurs. Au milieu de la nuit, j'étais brusquement réveillé par un sentiment de gêne et d'étouffement, une sorte de constriction me semblait exister au dessous de la partie supérieure du sternum; maintenant je suis quelquefois averti de l'invasion des accès par un météorisme du ventre, par des éructations nombreuses et par une sorte de tension abdominale, qui se manifeste presque immédiatement après le repas du soir. Quand l'accès commence, indépendamment des phénomènes que je viens d'indiquer, j'éprouve des picotements dans le larynx et l'arrière-bouche, la respiration devient courte, accélérée, sifflante, il y a de la toux fréquente et sèche ou bien expulsion de mucosités claires et filantes qui paraissent provenir de la partie supérieure des voies aériennes. Le décubitus dorsal n'est plus possible, souvent même je ne puis garder la position assise dans mon lit, et je suis obligé de m'asseoir dans une chaise, les coudes appuyés. Dans quelques cas, la gêne est telle qu'il faut me hâter d'ouvrir mes fenêtres pour pouvoir inspirer un air frais. Mais je ne puis respirer sans mettre en jeu, pour opérer la dilatation de la poitrine, des muscles qui, dans l'état normal, n'y contribuent que fort peu; c'est en arc boutant mes bras contre des corps solides que j'y parviens. L'obscurité augmente l'intensité de ma souffrance, soit qu'elle agisse d'une manière spéciale, soit qu'elle m'enlève des sujets de distraction. Si ce changement de position amène un peu de calme, je dois conserver la position assise jusqu'au jour. Des tentatives pour me coucher sont promptement suivies de la réapparition des accidents. Au bout de quelques heures, les symptômes diminuent d'intensité ; quelquefois le sommeil, pour lequel on a une si vive propension, devient possible au jour, la rémission se prononce de plus en plus, et si une expectoration abondante de mucosités épaisses, grisâtres, quelquefois marquées de stries noires et formées de petits cylindres de mucus aggloméré, ayant la forme du vermicelle cuit, s'établit, j'ai la certitude d'une bonne nuit. Si cette expectoration est nulle ou peu abondante, je dois craindre un nouvel accès. Quelquefois plusieurs nuits se succèdent ainsi ; enfin l'expectoration vient et le calme renaît, et pour un temps indéterminé. J'ai remarqué encore que lorsqu'à la suite de cette expectoration particulière, se montre une expuition de mucus jaunâtre, épais, tel que celui qui se secrète dans les bronchites, je suis presque sûr, tant qu'elle persiste, de ne pas éprouver de dyspnée. Dès que le mucus reprend ses qualités ordinaires, un accès d'asthme est possible.

La muqueuse qui tapisse les voies aériennes est chez moi d'une sensibilité extrême ; je contracte avec la plus grande facilité des coryzas et des bronchites qui sont bien accompagnés de dyspnée et d'un léger sifflement dans l'inspiration, mais qui n'occasionnent pas d'asthme proprement dit. Ma poitrine est sonore, mon pouls régulier. Jamais je n'ai ressenti de palpitations; je puis courir, monter, descendre, faire un exercice fatigant et rapide sans éprouver trop d'anhélation; cependant, j'ai habituellement la respiration un peu courte. L'irritabilité de ma muqueuse bronchique est telle que je ne puis respirer un air chargé de poussière ou de tout autre corps irritant, sans ressentir, presqu'à l'instant même, la constriction sous-sternale, qui selon moi, est un des principaux caractères de l'asthme. Je me souviens, à cette occasion, que, dans le cours de l'hiver de 1826 où j'eus de fréquents accès, voulant un jour faire parfumer le navire sur lequel j'étais embarqué, et présidant moi-même à cette opération, je respirai maladroitement le gaz qui se dégageait du parfum guytonien, et je fus aussitôt saisi d'un sentiment de suffocation si grave, qu'il me fallut fuir promptement le lieu où était le parfum, pour respirer un air pur. Pendant quelques instants j'éprouvai des angoisses très vives; le calme revint peu à peu, mais durant plusieurs jours je conservai une dyspnée plus forte que d'habitude.

Toutes les espèces de poussière n'agissent pas avec la même activité pour produire ces accidents d'asthme. J'ai remarqué que celle qui s'échappe des matelas que l'on carde, des lits que l'on fait, des appartements que l'on balaye, des vêtements ou des tapis que l'on bat, est plus active que celle que soulève le vent sur les routes, ou qui s'échappe des sacs de farine ou de cendre.

Relativement aux localités, il est constant que

dans les pays plats, marécageux, où l'air plus humide semble jouir d'une plus grande densité, mes accès sont presque nuls. Par opposition, dans les pays montueux, où la température subit de fréquentes variations, où l'air est plus sec et plus vif, je suis presque toujours souffrant. J'ai constaté l'influence fâcheuse de certaines localités ; ainsi, toutes les fois que je suis allé à Smyrne, j'ai eu de graves paroxysmes, et il en a été de même dans mes divers séjours à Toulon. Quant à la température, celle des climats intertropicaux m'a constamment été favorable. Jamais, durant le temps que j'y ai séjourné, je n'ai éprouvé de trouble dans la respiration ; par la même raison, l'été, dans les climats tempérés, est la saison qui me convient le mieux.

Au nombre des causes qui peuvent m'occasionner des accès d'asthme, je place parmi les plus actives, l'ingestion des liqueurs fortement alcooliques ; après les substances irritantes directement portées sur les bronches, ce sont celles qui, selon moi, agissent avec le plus de promptitude.

Depuis douze ans que cet historique a été rédigé, j'ai eu bien des occasions de constater que les mêmes influences extérieures agissent toujours de la même manière pour déterminer en moi des phénomènes semblables. Envoyé à Toulon à la fin du mois de juillet 1835, lors de la grave épidémie de choléra qui ravagea cette cité, j'éprouvai, dès la première nuit qui suivit mon arrivée, de la gêne dans la respiration et pendant les deux mois que j'y ai séjourné, plusieurs accès d'asthme me prouvèrent de nouveau qu'il est certaines localités qu'il me serait impossible d'habiter sans danger.

En 1836, je fis un voyage à Bordeaux, ville où je n'ai jamais ressenti d'accès et ma santé s'y maintint bonne. Invité à aller passer quelques jours à Libourne, je fus, le lendemain de mon arrivée, et après une nuit fort calme, visiter les ruines de Saint-Émilion : cette promenade se fit en voiture, je ne fatiguai pas, la température seulement était un peu fraîche. La nuit suivante, je fus reveillé brusquement par un accès d'asthme des plus intenses : obligé de sortir du lit, je passai le reste de la nuit, les coudes appuyés sur une fenêtre, cherchant avec grande peine à inspirer une peu d'air frais. Au jour, la respiration était tellement gênée que ce fut avec beaucoup de difficulté, et l'aide de deux personnes, que je parvins à descendre de ma chambre à coucher dans le salon où j'attendis avec anxiété le moment du départ de la voiture qui devait me ramener à Bordeaux, ne voulant pas prolonger mon séjour dans un lieu où j'étais impressionné d'une manière aussi pénible. J'arrivai à Bordeaux encore haletant, et je pris mes dispositions pour passer la nuit suivante auprès du feu, sur un fauteuil à dossier. Au bout de quelques heures, le calme que j'éprouvai me porta à tenter le décubitus horinzontal; il fut possible. Le sommeil me gagna, et le lendemain l'expectoration critique des matières vermicellées vint juger un accès qui aurait sans doute duré plusieurs jours si je m'étais obstiné à rester là où il s'était développé.

Deux voyages à Paris, faits l'un en 1839, l'autre en 1844 m'ont également prouvé l'influence favorable du séjour de cette capitale, malgré la fatigue qu'entraînent les longues courses que l'on a à faire lorsqu'on veut visiter ce qu'elle offre de curieux et suivre le mouvement scientifique : je n'ai cessé d'y respirer librement.

Depuis que les fonctions de l'enseignement m'ont fixé à Rochefort, et que je n'ai que de rares occasions de me déplacer, je jouis du calme le plus parfait, vaquant aux occupations et aux courses assez nombreuses qu'exige ma profession sans éprouver de trouble dans l'acte respiratoire. Mais l'expérience m'a appris à redouter les voyages. Appelé, en 1844, à siéger aux assises du chef-lieu de département, qui n'est éloigné que de dix lieues de ma résidence habituelle, je ressentis, dès mon arrivée, la constriction sousternale, et j'éprouvai de la gêne dans les mouvements respiratoires, et pendant plusieurs jours, je fus sous l'influence de l'asthme et d'une bronchite. Au mois de juin 1845, je fus obligé d'aller à Niort, et malgré une température chaude, et de grandes précautions pour éviter un accès d'asthme. Deux heures après m'être mis au lit et avoir bien dormi, je fus réveillé par une dyspnée très forte qui ne cessa que deux jours après mon retour à Rochefort. Ces dernières atteintes diffèrent de celles que j'éprouvais autrefois, en ce qu'il y a une complication catarrhale plus prononcée et une gêne plus prolongée dans la respiration; en d'autres termes, l'asthme est moins nerveux, plus humide, comme disaient les anciens. Cependant il m'arrive encore de contracter des bronchites assez fortes sans éprouver de dyspnée asthmatique.

2e Observation. — M. T., mon collègue et mon ami, atteint, comme moi, de l'affection asthmatique, a bien voulu me donner sur ce qu'il éprouve les renseignements suivants, que j'ai cru devoir transcrire textuellement :

» Je ne puis préciser l'époque à laquelle j'ai été » atteint de l'asthme nerveux : cependant je me » souviens que c'est depuis l'âge de la puberté. » Étant enfant, je m'étais dejà aperçu que la course » me fatiguait beaucoup, et qu'en raison de la gêne » que j'éprouvais dans la respiration, je ne pouvais » y résister longtemps. Peut-être cette maladie est-» elle la conséquence d'une affection de poitrine fort » grave que je contractai dans mon jeune âge et qui » faillit compromettre ma vie.

» Voici les renseignements que je puis vous don-» ner sur cette fâcheuse maladie :

» Quelques jours avant l'invasion, lorsque celle-» ci n'est pas subite, j'éprouve une ardeur légère » au larynx et dans les oreilles, et je ressens un » goût particulier qu'il m'est impossible de carac-» tériser, mais qui m'annonce positivement les accès. » Ma respiration est un peu sifflante dans les mouve-» ments de la locomotion; ma face rougit, mes yeux » sont injectés ; j'ai le sommeil inquiet et fatigant; » du reste, mon appétit est bon et je n'éprouve de

» répugnance que pour la conversation qui me fati-
» gue beaucoup.

» Je reste quelques jours dans cet état, pendant
» lesquels les accidents vont croissant en intensité
» jusqu'à ce que l'accès se caractérise, ce qui arrive
» presque toujours de minuit à deux heures du ma-
» tin. Alors, difficulté extrême de respirer, anxiété,
» menace de suffocation, inspiration sifflante, impos-
» sibilité de rester couché. Sentiment très vif de con-
» triction à la partie supérieure et antérieure de la
» poitrine, yeux saillants, pommettes rouges, cépha-
» lalgie, besoin de respirer un air frais qui m'oblige
» à me précipiter vers la fenêtre, et là, debout, les
» coudes appuyés, le corps penché en avant et dans
» une inaction complète, je ne tarde pas à éprouver
» un soulagement qui disparaît aussitôt que j'aban-
» donne cette position. Après deux ou trois heures,
» quelquefois davantage, je peux m'asseoir, aban-
» donner la fenêtre et m'appuyer la tête sur un oreil-
» ler placé de telle manière que je ne sois pas obligé
» de me baisser beaucoup pour m'y reposer. Dans
» cette attitude j'attends les approches du jour qui
» rarement arrive sans que j'aie éprouvé assez de
» soulagement pour pouvoir me mettre au lit, but
» de tous mes désirs, car j'y trouve, quoique d'une
» manière imparfaite, un soulagement aux fatigues
» de la nuit.

» Je suis averti de la cessation prochaine du pa-
» roxysme par une excrétion abondante d'urine et
» par une expectoration qui me soulage beaucoup.
» Cette expectoration offre ceci de particulier que

» les crachats qui en résultent sont en filaments, » d'une consistance un peu ferme, repliés sur eux- » mêmes un grand nombre de fois et paraissant s'ê- » tre moulés dans les ramifications extrêmes des » bronches où ils auraient séjourné et, selon moi, » été une cause de la gêne, de la respiration, sans » que je considère cette cause comme essentielle à » la maladie.

» La journée qui suit cette première nuit ora- » geuse, est, de même que celles qui séparent les » paroxysmes, fort pénible ; la respiration est loin » d'être libre, elle devient par fois très gênée, sur- » tout lorsqu'il faut faire quelque exercice violent. » Cependant ces accidents seraient bien supportables » si je n'avais en perspective ceux qui doivent se » renouveler la nuit suivante ; en effet, dès que j'ap- » proche du lit, je commence déjà à m'apercevoir » que l'introduction de l'air devient plus difficile. » Néanmoins, la position horizontale est encore sup- » portable, le sommeil même est possible jusque » vers minuit, heure à laquelle les accidents de la » veille reparaissent avec plus ou moins d'inten- » sité.

» Ces accès durent ordinairement de trois à cinq » jours. J'ai observé qu'ils avaient d'autant moins de » durée qu'ils offraient moins de complication et que » la cause déterminante agissait d'une manière plus » directe. Ainsi, lorsque la maladie est produite par » des vapeurs irritantes ou des corps pulvérulents, » les accès se bornent en général à un seul pa- » roxysme ; mais il n'en est pas de même lorsque la

» cause est sympathique ou qu'il y a complication » d'inflammation des bronches.

» Dans un voyage que je fis, dans l'hiver de l'an» née dernière, dans le midi de la France, je con» tractai une bronchite qui fut de suite accompagnée » d'accès d'asthme fort intenses, qui rendirent mon » voyage fort pénible. Les accès duraient huit à dix » jours et n'avaient que de très courts intervalles, » de sorte que pendant deux mois je fus presque » continuellement sous l'empire de cette doulou» reuse maladie, ce que je n'avais jamais éprouvé.

» Quand l'accès dure plusieurs jours, je ressens » une douleur assez vive dans les muscles dilatateurs » de la poitrine et particulièrement dans la portion » supérieure du grand pectoral. Cette douleur est » quelquefois presqu'aussi insupportable que la dys» pnée ; elle s'explique facilement par le jeu forcé » de ces organes qui font des efforts considérables » pour dilater le thorax.

» Peu à peu toutes les fonctions reprennent leur » marche naturelle et il ne me reste de mes accès » que le souvenir du mal que j'en ai ressenti. Ce» pendant les exercices forcés tels que la course ou » la marche précipitée rendent ma respiration un » peu sifflante.

» Contrairement à l'opinion de quelques auteurs, » j'ai observé que les inspirations sont beaucoup » plus difficiles que les expirations, aussi les mus» cles inspirateurs éprouvent-ils une fatigue ex» trême.

» Les intervalles qui ont séparé mes accès ont

» beaucoup varié ; dans les premiers temps de la ma-» ladie, j'avais jusqu'à trois accès par mois, et la » différence des saisons apportait peu de change-» ment dans leur fréquence. Depuis 1825 je m'aper-» çois que les intervalles vont toujours croissant : » car je suis quelquefois près de deux ans sans res-» sentir d'atteintes, et le mieux a été si sensible une » fois que j'ai eu espérance d'une guérison radicale; » mais le plus léger excès ou l'inobservance des pré-» cautions que j'emploie pour maintenir ma santé » dans son état normal, me font éprouver certaines » sensations qui m'avertissent que mon ennemi est » toujours là et que ma surveillance ne doit pas se » ralentir un seul instant.

» J'attribue l'amélioration de mon état beaucoup » moins aux médicaments qu'aux soins hygiéniques » auxquels j'ai recours pour repousser les accès. » Ces moyens consistent dans l'usage de gilets de » flanelle sur la peau, dans la précaution de porter » des socques ou des claques, de manière à éviter le » froid ou l'humidité des pieds ; dans l'abandon du » jeu d'un instrument à vent dont je me servais trop » souvent ; dans le soin de mettre un mouchoir sur » ma bouche quand je suis obligé d'aller contre un » vent froid et vif ; dans la privation absolue des li-» queurs alcooliques ou des aliments indigestes ; » dans l'attention de ne pas m'exposer aux vapeurs » irritantes et à la poussière, surtout celle qui s'é-» chappe des vieilles tapisseries qu'on déchire, du » foin qui sert à l'emballage, des meubles qu'on dé-» monte, ou qu'on change de place. La poussière

» des chemins, de la farine, du plâtre, de la sciure » de bois ne m'incommode pas.

» Ma susceptibilité est si grande pour les vapeurs » sulfureuses, que je ne peux mettre le feu à une al- » lumette sans avoir la précaution de l'éloigner de » toute la longueur de mon bras et de détourner la » tête pour qu'aucun atôme de vapeur ne puisse s'in- » troduire dans ma poitrine. Il est vrai que dans » cette circonstance les accidents cessent presque » aussitôt que la cause a disparu.

» Mon peu de confiance dans l'emploi des médica- » ments qu'on a préconisés pour la guérison de cette » maladie, et la presque certitude que j'ai de son in- » curabilité, m'ont éloigné d'avoir recours aux agents » nombreux de la matière médicale. Une fois j'ai » fait une application de sangsues sous les clavi- » cules, dans une circonstance où j'éprouvais une » gêne extrême dans la respiration, et pour satis- » faire à quelques instances amicales, faites par des » collègues, j'ai aussi mis en usage les bains géné- » raux, mais tout cela sans soulagement.

» Je ne puis donner d'éloges qu'à un seul moyen » (que je puis affirmer être un excellent palliatif) » dont plusieurs asthmatiques m'avaient conseillé » l'usage ; je m'en suis servi dans sept ou huit cir- » constances, et toujours avec succès : ce moyen con- » siste à fumer dans une pipe ordinaire, les feuilles » du *datura stramonium*, mêlées à un peu de tabac. » Le soulagement ne commence à se manifester » qu'au moment où on éprouve une espèce de ver- » tige qui indique que le médicament opère. Alors

» les accidents sont presque entièrement enlevés, et » le sommeil devient possible; mais le paroxysme » suivant n'en arrive pas moins avec toute son in- » tensité.

» Je me trouve bien aussi des boissons chaudes » prises en grande quantité; elles déterminent une » détente, favorisent la sécrétion urinaire et l'ex- » pectoration.

» Depuis la fin de l'année 1836, des modifications » remarquables sont survenues dans mon état de » maladie; les accès ne sont maintenant annoncés » par aucun symptôme, je ne ressens plus ce goût » particulier, ni cette ardeur dans le larynx et les » oreilles dont j'ai parlé plus haut; l'invasion est su- » bite, la respiration est alors sifflante, l'oppression » grande, mais il n'y a plus menace de suffocation; » le sentiment de constriction à la partie supérieure » de la poitrine, se manifeste à peine, je n'ai pas de » céphalalgie; le besoin de respirer un air frais ne » se fait plus sentir, et enfin je ne suis plus obligé » d'abandonner le lit et de prendre la position ver- » ticale pour respirer plus librement. Les intervalles » qui séparent les accès ont bien diminué, car il est » rare que je passe plus de vingt-quatre heures sans » que j'en éprouve au moins un, souvent deux, » quelquefois trois; mais les accès ont une durée » très courte, ils ne se manifestent guère avant que » le soleil soit sous l'horizon, et une seule cigarette » de stramonium est suffisante pour les faire dispa- » raître: l'expectoration n'est pas toujours néces- » saire pour que j'éprouve du soulagement. Je suis

» aujourd'hui moins impressionné par les vapeurs » sulfureuses, la poussière, les boissons alcooliques; » les changements de lieux n'ont pas une aussi grande » influence sur mon état, mais ce qui l'aggrave sin- » gulièrement, ce sont les irritations bronchiques un » peu fortes; alors les accidents sont doublés, tri- » plés; il me faut abandonner le lit et même rester » debout; le stramonium devient presque impuis- » sant et ne procure qu'un soulagement très passa- » ger, les paroxysmes durent pendant plusieurs » jours et des douleurs très vives se manifestent » dans les muscles inspirateurs, fortement mis en » jeu pour agrandir la cavité thoracique; la fièvre » s'allume, j'éprouve de la céphalalgie, une toux » sèche et fatigante se déclare, et je n'ai de soula- » gement à espérer que quand l'expectoration s'éta- » blit et se fait avec facilité, alors tous les symptômes » fâcheux disparaissent et peu à peu le calme re- » vient. A cet état douloureux succède un repos par- » fait pendant deux ou trois semaines; mais bientôt » tout rentre dans l'ordre habituel et les accès re- » prennent leur périodicité habituelle.

» Ces changements ne se sont pas établis brusque- » ment : au mois d'octobre 1836, je reçus l'ordre de » me rendre à Lorient, pour embarquer sur la fré- » gate l'*Andromède*. Pendant que j'habitais cette » ville, j'eus de fréquents accès d'asthme; un mois » après, je fus dirigé sur Brest. J'y restai pendant » cinq mois et j'y contractai plusieurs bronchites. » Mon départ, en mars 1837, pour Rio-de-Janeiro, » apporta un peu de mieux dans mon état maladif,

» et pendant la traversée et un séjour de près d'un » an sur la rade de Rio, je fus assez bien et je n'eus » que rarement des accès d'asthme ; mais dans le » cours d'une station de deux ans, dans la rivière de » la *Plata*, pendant le blocus de Buénos-Ayres, mes » accès se rapprochèrent peu à peu. Je remarquai » alors que les vents du sud-est, qui règnent très » souvent en ces parages et soufflent avec une très » grande force, presque tous les soirs, influaient » beaucoup sur ma santé. Le froid m'incommodait » aussi considérablement, n'ayant aucun moyen de » me soustraire à son action, puisque je ne pouvais » avoir de feu à ma disposition. Ce qui aggrava sur- » tout ma maladie fût le retour en France. En effet, » parti de *Monte-Video*, en janvier, au moment où la » chaleur était extrême, nous arrivâmes aux Açores, » vers la fin de mars 1840 ; contraints par un vent » du nord-est, très froid, nous restâmes longtemps » avant de pouvoir gagner les côtes de France, j'eus » beaucoup à souffrir de l'abaissement de la tempé- » rature, et je fus pris d'une bronchite fort intense, » qui me tint vingt-deux jours dans un état de dou- » leur difficile à décrire. Pendant la durée de ce » temps, il me fut impossible de reposer une seule » minute dans mon lit, exténué de fatigue, je fus » forcé néanmoins d'être constamment levé et ap- » puyé sur mes poings ou sur mes coudes.

» Quoique ma maladie se soit aggravée en appa- » rence, je préfère l'état actuel à celui d'autrefois, » car si les accès ont gagné en fréquence, ils ont » beaucoup perdu en intensité; la facilité que j'ai de

» les faire disparaître de suite à l'aide du datura stra-
» monium, les rend, il est vrai, bien supportables.
» Au sujet de ce médicament, je dois ajouter que
» l'expérience m'a appris qu'il n'était pas convena-
» ble de le mélanger avec le tabac, et que la meilleure
» manière de s'en servir était de le fumer sous forme
» de cigarette espagnole. »

Réflexions. — Ces deux observations, bien que présentées par des sujets de constitution différente, offrent beaucoup d'analogie. Chez tous deux, le changement de lieu et l'action des vicissitudes atmosphériques ont une grande influence pour le renouvellement des paroxysmes ; le voyage dont parle M. T. se fit dans l'hiver, et pendant presque toute sa durée il eut la respiration gênée. Depuis son retour il n'a eu qu'un seul accès. Un fait, selon moi, fort important pour établir l'étiologie de l'asthme, et qui a été négligé par les observateurs, s'y trouve également constaté : c'est celui relatif à la nature et à la forme des crachats qui jugent les paroxysmes. Cette disposition du mucus épaissi ayant pris la forme des petites bronches et offrant quelquefois des étranglements d'espace en espace et même des globules d'air emprisonnés, a une ressemblance très grande avec l'empreinte des bronches prises à l'aide de matières qu'on y a injectées, et mérite toute notre attention.

Il est à remarquer que, chez ces deux sujets, la répétition des accès d'asthme a favorisé le développement d'un état catarrhal qui se manifeste aujourd'hui presque toutes les fois que ces accès se renouvellent et qui les fait durer plus longtemps qu'autrefois.

M. T. distingue la dyspnée asthmatique, dont il éprouve de fréquents accès, qui cède à l'usage du stramonium et qui se juge souvent sans expectoration de celle compliquée de bronchite et d'embarras du conduit aérien, par le mucus sécrété dont la durée est beaucoup plus grande. Cette distinction pourrait peut-être expliquer pourquoi les médecins qui pratiquent dans les hôpitaux où l'on ne reçoit que des vieillards attribuent seulement à la bronchite et à la sécrétion du mucus la cause de l'asthme.

3e Observation (de Floyer) thèse de Zalloni (1). — Ce médecin, qui s'est occupé d'une manière spéciale de l'asthme, ne se souvenait pas quelle avait été la cause première de sa maladie ; on lui avait dit seulement qu'il pouvait regarder comme telle une impression vive et subite de froid qu'il avait éprouvée dans son enfance. Ses ancêtres n'en avaient pas été atteints, et ses deux fils ne l'avaient pas encore, quoiqu'ils eussent passé l'âge où il en fut attaqué. Dans le commencement de son asthme, Floyer n'en fut incommodé gravement que pendant les changements de saison et n'eut aucun accès pendant les douze années qu'il passa à Oxford. Lorsqu'il revint dans son pays, il eut un ou deux accès

(1) *Collection*. Paris, 1809, n° 63.

très violents. Il n'a pas remarqué qu'ils fussent plus longs à Londres qu'à la campagne. Son asthme ne l'empêchait pas de dormir et d'exercer convenablement toutes les fonctions vitales. Il pense que son asthme fut rendu périodique par une fièvre intermittente ; il avait seize accès l'hiver et vingt l'été : ces derniers plus forts, surtout dans le mois d'août. La durée des intermittences répondant à celle des accès, dont les plus longs duraient trois, quatre ou cinq jours ; les plus courts intervalles étaient de deux jours et les plus longs de douze à quinze jours.

Floyer observa que les accès survenaient souvent à la suite d'un vomissement et d'une purgation ; qu'ils étaient moins graves quand l'estomac était vide. Il remarqua aussi que l'état de spasme et de constriction s'étendait plus ou moins dans le conduit intestinal, et que lorsque les dernières régions étaient affectées, la respiration était moins laborieuse. Avant que son asthme fût périodique, lorsque l'accès était court, Floyer était bien moins tourmenté ; il n'avait pas de gêne à la région de l'estomac avant l'attaque, ni d'urine pâle, seulement un peu d'assoupissement vers le soir. Les urines étaient plus colorées le matin et il expectorait facilement et abondamment ; quand les accès duraient plus longtemps, l'expectoration ne s'établissait que vers le troisième ou le quatrième jour. Pendant la durée de l'accès, il se tenait ordinairement debout et se trouvait tourmenté d'une gêne insupportable, quand son appartement était chauffé.

Floyer employa vainement plusieurs méthodes de traitement ; il assure que ce qui le soulageait le plus c'était de prendre, le soir, abondamment, de l'eau panée, à laquelle il ajoutait un peu de nitre et de sel ammoniac. Il entretenait avec soin un air frais dans sa chambre, évitait toute fumée, toute odeur un peu forte. Il ne craint pas d'affirmer que par la différence de la chaleur et de la concentration de l'air, les accès sont plus forts à la ville qu'à la campagne.

Chez Floyer, la maladie était devenue périodique. Nous verrons plus loin plusieurs observations d'asthme, offrant un type intermittent régulier. Comme dans les deux observations précédentes, les changements de saison, les extrêmes de température, jouent un grand rôle dans la production des accès : l'action égale, produite par des conditions de température tout-à-fait opposée, surprend moins quand on se rappelle que le froid et la chaleur extrêmes déterminent également la siccité de l'air, et peuvent ainsi produire des phénomènes semblables sur les organes qui sont en rapport direct avec cet agent physique. Comme Floyer, j'ai remarqué que la tension abdominale rendait les accès plus graves, et cela s'explique facilement par la diminution de la capacité de la poitrine. Chez lui, comme dans les deux observations précédentes, une expectoration jugeait les accès ; il est fâcheux qu'il n'en donne pas la nature.

4e Observation (de Laënnec) (1). — Un homme de quarante ans, légèrement hypocondriaque, mais d'ailleurs bien portant, monte à cheval avec le dessein d'aller faire une visite à quelques lieues de chez lui; en sortant de la ville, située au milieu d'une vaste pleine, la première impression du grand air lui occasionne une oppression qui augmente peu à peu ; il méprise d'abord cet accident, mais la dyspnée redouble, un sentiment de défaillance s'y joint et il se détermine à revenir chez lui. A peine a-t-il tourné bride qu'il se sent mieux ; quelques instants après il reprend haleine et sent renaître ses forces. Ne soupçonnant aucun rapport entre cette incommodité passagère et son voyage, il se détermine à le poursuivre ; mais bientôt la dyspnée et la défaillance reparaissent ; il se tourne vers la ville et les accidents cessent encore. Après plusieurs essais successifs, qui eurent toujours le même résultat; il rentra chez lui aussi bien portant qu'il en était parti.

Cette observation, qui prouve combien la respiration peut être influencée par certaines circonstances extérieures, laisse beaucoup à désirer. Il eût été important de relater si le sujet dont il est question avait eu antérieurement des accès d'asthme, à quels intervalles ils reparaissaient. Il eût été également bien de constater dans quelle direction soufflait le vent lorsque les symptômes de dyspnée se manifestèrent. Il est probable que c'était dans un

(1) *Traité de l'auscultation médiate*, liv. II, p. 273.

sens tout-à-fait opposé au trajet qu'il voulait faire, puisque faisant volte-face, il éprouvait du soulagement; toutefois elle constate combien, dans certains cas, le changement de localité peut avoir d'influence sur la production de quelques phénomènes morbides de la respiration. Laënnec, en disant que cette observation lui avait été communiquée par une personne digne de foi, dit aussi avoir été à même d'en constater une du même genre. Il est fâcheux qu'il ne l'ait pas rapportée en entier.

Nous allons en transcrire une seconde du même auteur qui prouve à un degré très prononcé, l'influence de quelques autres circonstances sur l'invasion et la durée des accès d'asthme.

5e Observation (de Laënnec) (1). — M. le comte d'H., âgé de quatre-vingt-deux ans, homme d'une constitution robuste et doué d'une vigueur peu commune chez un homme de soixante ans, est sujet, depuis sa première jeunesse, à des attaques d'asthme et a, habituellement, la respiration un peu courte : depuis l'âge de cinquante ans seulement, il tousse habituellement un peu et expectore au matin une matière pituiteuse, mêlée par moments de quelques crachats jaunes. Les attaques d'asthme ont toujours été très rares chez lui ; mais elles n'ont jamais manqué d'avoir lieu quand quelqu'un vient à fermer, par hasard, la porte de la chambre où il couche, ou quand la lampe qui y brûle toute la nuit vient à

(1) Ouvrage cité, t. II, page 273.

s'éteindre. Dès que l'un ou l'autre de ces accidents arrive, il se réveille avec une oppression suffocante, et au bout de quelques minutes il perd connaissance. J'ai exploré sa poitrine et je n'y ai trouvé d'autres signes que ceux d'un léger catarrhe pituiteux : le bruit respiratoire médiocre, comme il l'est chez l'adulte, n'est mêlé que dans quelques points peu étendus, d'un léger *rhonchus* sibilant ou muqueux. Lorsque l'accident que je viens de décrire arrive, on le fait cesser en ouvrant les portes et rallumant les lumières et portant le malade au grand air; mais il conserve de l'oppression pendant quelques heures.

Cette observation démontre également à un haut degré l'influence de deux causes dont il n'est pas très facile d'expliquer l'action, particulièrement celle de l'obscurité ; cependant j'ai pu me convaincre de sa réalité, toutes les fois que j'ai ressenti de nouveaux paroxysmes d'asthme ; c'est probablement par les distractions que procure la présence de la lumière, que les asthmatiques éprouvent du soulagement (1) ; c'est une sorte de révulsion portée sur les organes des sens, et par suite, sur le cerveau. Je pense qu'on pourrait obtenir un résultat semblable en agissant sur le sens de l'ouïe? Je n'ai cependant pas eu l'occasion de l'expérimenter.

6ᵉ Observation. — (*Dict. de méd. chir. prat.*, art.

(1) Cependant, on vient de voir que cette influence de la lumière s'exerce pendant le sommeil, puisque le malade de Laënnec se rveillait par suite de l'extinction de sa lampe.

Asthme). — Un jeune officier se portant fort bien, éprouve en 1814 une impression morale très vive, en voyant les troupes étrangères occuper la capitale. Il ressentit sur-le-champ beaucoup de malaise, et sa respiration devint difficile. Il eut, la nuit, un violent accès d'asthme ; les nuits suivantes furent aussi pénibles, et ce ne fut qu'après plus de quinze jours que les accidents diminuèrent d'intensité. Corvisart fut consulté et n'aperçut aucun signe de lésion organique ; le malade alla passer l'hiver dans le midi de la France, et se rétablit entièrement ; mais en 1815 de nouveaux chagrins rappelèrent les accès d'asthme à des intervalles plus éloignés, pendant lesquels la santé était parfaite. Plus tard, le malade éprouva une fièvre intermittente très rebelle, et à peine s'en trouvait-il débarrassé qu'il fut pris d'un violent accès d'asthme, après un bain tiède et un séjour de quelques heures dans une salle de spectacle ; on ne remarquait alors aucun changement dans l'état de la circulation ; les accès se répétèrent quatre ou cinq nuits de suite, puis cessèrent sans retour.

Cette observation qui prouve l'influence puissante des affections morales sur la production de l'asthme, aurait pu être suivie d'une autre, rapportée par Van Helmont : c'est celle d'un homme gravement insulté, qui, par crainte, ne répondit pas et dévora son injure, et qui bientôt après fut pris d'asthme dont les accès se répétèrent pendant deux ans ; il mourut d'hydropisie. Les auteurs ont constaté cette influence par un grand nombre d'observations qu'il serait fastidieux d'indiquer ici. Nous nous contenterons de rappeler, à cette occasion, que le catarrhe, affection organique, est aussi sous l'influence d'une lésion nerveuse et n'a, dit Laënnec, probablement pas d'autre cause; car il acquiert plus d'intensité toutes les fois que, par suite d'une émotion vive ou de toute autre circonstance, le trouble de l'influence nerveuse augmente.

7e Observation. (Asthme intermittent régulier). —Montgellaz, auteur d'un traité sur les affections intermittentes, rapporte, au n° 210 (1) de son ouvrage, l'observation d'un asthme intermittent dont les époques répondaient aux époques des pleines et des nouvelles lunes, chez une dame de quarante-trois ans.

Au n° 204 du même ouvrage se trouve citée une observation d'asthme intermittent tierce, rapportée dans l'ouvrage de Strack (*Obs. de febrib. intermittentibus*, *obs.* 54), la voici: « Un homme âgé de » 36 ans fut pris, le 15 mai 1752, d'une grande » difficulté de respirer, avec anxiété considérable » et constriction de la région précordiale: pouls petit » et fréquent. On lui pratiqua une saignée et il but » abondamment d'une boisson apéritive. Le jour » suivant calme, respiration normale. Le troisième » jour, l'asthme paraît de nouveau, ainsi que le cin- » quième, des intervalles égaux séparant les accès. » Strack combattit quelques symptômes de saburres

(1) *Essai sur les irritations intermittentes*, t. I, page 559.

» intestinales par un purgatif. Puis il administra le » quinquina; après l'emploi de ce moyen, l'asthme » diminua et cessa au bout de quelques jours. »

(Observation du Dr Max. Simon, *Journal des connaissances médico-chirurgicales*, juin 1842) : « M. l'abbé P....., d'une constitution éminemment nerveuse, après avoir bien supporté jusque là les » longues pluies de l'été de l'année 1841, se sentit » pris peu à peu d'un malaise dont le caractère pré» dominant était une diminution de l'appétit et une » assez grande faiblesse : cet état persista pendant » quelques jours sans changement. Enfin, un jour » qu'il n'avait point souffert plus qu'à l'ordinaire, » il se sent pris d'oppression. D'abord, cette op» pression est légère; mais peu à peu elle aug» mente et persiste pendant plusieurs heures avec » une grande intensité; puis tout cesse, le ma» lade se met au lit et repose tranquillement. Vers » une heure du matin, il est réveillé tout à coup par » une oppression alarmante ; force lui est de se jeter » au bas de son lit et de se tenir assis sur un fauteuil. » Cette suffocation dura trois heures environ, puis » santé parfaite. Les nuits suivantes, retour des » mêmes accidents exactement à la même heure, » seulement avec des degrés divers d'intensité. » Le malade eut ainsi quinze ou vingt accès de » suffocation avant qu'il opposât à ces accidents » rien autre chose que le datura stramonium fumé » et quelques bains de pieds synapisés. Considérant, » d'une part, la régularité des accès de suffocation, » d'une autre les circonstances endémiques au mi-

» lieu desquelles celle-ci était survenue, nous nous » crûmes suffisamment autorisé par là à conseiller » au malade le sulfate de quinine que nous prescri- » vîmes à doses assez élevées. La nuit du jour où » M. l'abbé P.... fit usage, pour la première fois, de » ce médicament, l'accès d'asthme fut évidemment » plus court et moins intense. Le lendemain, le même » moyen fut continué, et à plus hautes doses encore; » l'accès manqua nous pouvons dire à peu près com- » plétement. Pendant huit jours encore, le malade » fut soumis à l'action du sel antipériodique, et » aucun accident ne vint troubler le repos de la » nuit. »

Dans le même article, le docteur Max. Simon rapporte deux observations semblables d'asthme intermittent développé chez des femmes. Sur la première, âgée de 70 ans, il constata quelques râles sibilants disséminés çà et là dans la poitrine et une toux qui survivait aux accès de suffocation qui se jugèrent par une expectoration muqueuse et qui furent enrayés par l'administration du sulfate de quinine.

La 167e observation de Bonnet (1) présente un asthme alternant avec la dysurie, chez un cardinal.

Le fait de l'intermittence n'offre rien d'extraordinaire en lui-même : on a vu presque toutes les affections se présenter sous cette forme ; nous avons voulu seulement le constater positivement par des

(2) *Sepulchretum*, lib. II, sect. I, page 554.

cas bien observés, dans la maladie que nous étudions.

Jusqu'à présent, aucune des observations que nous avons indiquées, n'a été suivie de l'exposé des désordres trouvés après la mort. Si nous voulions aborder la description de tous ceux qui ont été signalés comme pouvant avoir du rapport avec cette affection, nous n'en finirions pas; nous nous contenterons plus loin de les rattacher à des chefs généraux; mais avant nous croyons utile de signaler quelques faits dans lesquels les recherches nécroscopiques n'ont produit que peu de résultats.

8e Observation, par M. Blaud (*Biblioth. méd.*, t. 73. — Une femme, âgée de 80 ans, qui avait toujours joui d'une bonne santé, éprouve, au commencement du mois de décembre 1815, un violent accès de chagrin, pour une somme d'argent qu'on lui avait dérobée.

Le 25 du même mois, au milieu de la nuit, accès subit de dyspnée qui la force de quitter le lit et d'aller respirer l'air extérieur; le calme renaît au bout d'une heure.

Le 26, même accès qui survient à la même heure; la maladie reparaît ainsi toutes les nuits pendant un mois environ, sans laisser aucune trace, ni dans la respiration, ni dans la circulation, après avoir cessé. Mais passé cette époque, elle se prolonge jusque dans la matinée, puis peu à peu elle devient continue; alors il survient une anasarque, qui par degrés, envahit toute l'habitude du corps.

La malade était dans cet état le 29 mai, lorsque nous fûmes appelé pour lui donner nos soins. Le pouls lent (60 pulsations par minute), plein et assez fort, égal et régulier. Elle faisait entendre, pendant l'expiration, un sifflement très remarquable ; le thorax résonnait dans tous les points ; pas de palpitations.

Le 7 juin, la maladie avait beaucoup diminué sous l'inflence de l'assa-fœtida combiné avec la digitale et la seille ; les urines coulaient abondamment ; la dypsnée était beaucoup moindre. L'infiltration n'existait plus que dans les membres abdominaux ; tout enfin donnait lieu d'espérer une guérison complète et prochaine, lorsque, le même jour, à deux heures après midi, la malade fut subitement atteinte d'une apoplexie dont elle mourut le lendemain.

Autopsie, vingt-huit heures après la mort. Veines cérébrales et sinus gorgés d'un sang noirâtre ; capillaires cérébraux fortement injectés, ce qui était rendu sensible par l'infinité de points rouges dont était parsemée la substance cérébrale mise à découvert ; environ trois onces de sérosité dans les ventricules latéraux. Cœur et gros vaisseaux sains : on ne remarquait ni épaississement, ni amincissement, ni dilatation, ni rétrécissement, ni ossification. Poumons d'une couleur jaune pâle, crépitants et n'offrant d'autre altération qu'une légère infiltration séreuse dans leur partie inférieure, qui était sans doute le reste d'un œdême, lequel avait été la suite de la maladie principale.

Quoique les observations d'asthme, à la suite desquelles on n'a trouvé aucun désordre organique, soient rares, nous aurions pu cependant en rapporter plusieurs autres. Ainsi, la 165e observation du liv. II du *Sepulchretum* de Bonnet, fait mention d'un boucher atteint d'asthme périodique, qui mourut dans un accès. A l'ouverture du cadavre, on trouva tous les viscères sains; rien dans les bronches ni dans les vaisseaux. On dut, dit l'auteur, en attribuer la cause à une affection nerveuse. La 147e observation est consacrée à une femme veuve qui mourut à la fin de janvier. On trouva les intestins distendus par des gaz et des calculs volumineux dans la vésicule du fiel, ce qui fit admettre un asthme flatulent.

M. Begin, dans un mémoire inséré dans le *Journal complémentaire* (janvier 1819). cite l'observation d'un militaire mort au Val-de-Grâce avec tous les symptômes de l'asthme convulsif le plus violent, qui avait déjà éprouvé plusieurs fois les mêmes accidents, et qui succomba des suites d'une bronchite chronique. A l'autopsie, on ne trouva aucun désordre dans les gros vaisseaux, les poumons étaient crépitants et sains, excepté à la partie postérieure et moyenne du lobe droit, où on découvrit une légère carnification.

M. Bricheteau présente aussi, dans le cahier de novembre 1825, des *Archives de médecine*, l'observation d'une dyspnée violente qui entraîna la mort chez un sujet regardé depuis longtemps comme asthmatique. A l'autopsie, on ne trouva que des désordres si légers dans le cœur et dans les poumons, qu'il se demanda s'ils ont pu être suffisants pour déterminer la mort.

MM. Andral, Cruveilhier, Colson (1), Récamier ont aussi rapporté des observations dans lesquelles ils disent n'avoir trouvé aucune trace de lésion organique. Mais, je le répète, ces cas sont les plus rares; nous chercherons plus tard à en donner la raison.

§ II. Recherches nécroscopiques.

Pour compléter la partie positive de notre travail, nous allons énumérer les désordres les plus fréquemment observés après la mort des asthmatiques, et qui, dans l'embarras où se sont trouvés les médecins de pouvoir préciser la cause du mal et son siége, ont été notés avec soin, dans le but de chercher à rattacher leur développement au fait même de la maladie. Ces désordres sont nombreux; pour qu'il n'y ait pas confusion, nous les rattacherons à trois grandes fonctions: 1° ceux des organes de la circulation; 2° ceux des organes de la respiration; 3° ceux des organes de l'innervation.

1° *Désordres de la circulation* : A. *Lésions du cœur* : hypertrophie des ventricules; dilatations anévrismatiques de ses cavités; les ulcérations ont été indiquées par Baillou, Rostan, Bouillaud; son ossification par Bonnet, l'ossification des valvules du

(1) Colson, *Journal universel*, t. XVI, p. 350.

cœur, des artères et des veines coronaires, par Rostan, Portal, Leroux.

B. *Lésions du péricarde :* son ossification, notée par Bonnet; son inflammation chronique, par Floyer, Bonnet, Andral; son hydropisie, par Lieutaud, Morgagni.

C. *Lésions des gros vaisseaux :* les anévrismes de l'aorte, son rétrécissement, ses ossifications, notés par Corvisart, Wepfer, Rostan.

2° *Désordres de la respiration :* A. *Lésions des bronches* : inflammation chronique, épaississement, rétrécissement, obstruction par du mucus épaissi (Laënnec, Rostan, Andral, Beau, Gndrin); développement des ganglions bronchiques (Hoffman, Magistel).

B. *Lésions du parenchyme pulmonaire* : corps développés dans le poumon, tubercules granuleux (Rivière, Laënnec, Bayle); vomiques dans le poumon (Morgagni); emphysème pulmonaire (Laënnec, Breschet, Baillie, Prus, Louis, Voillez); œdème du poumon (Laënnec, Albertini).

C. *Lésions des plèvres :* adhérences (C. Lepois, Bartholin, Baillie); hydro-thorax (C. Lepois, Morgagni, Lieutaud, Avenbrugger); ossification du diaphragme (Rostan).

3° *Désordres des organes de l'innervation :* A. *Lésions du cerveau :* altération de couleur et de consistance de la substance cérébrale, dans le voisinage de l'origine des nerfs de la huitième paire (Bérard, Jolly); épanchements de sérosité (Willis); altération de couleur et de texture de la masse cérébrale (Georget).

B. *Lésions de la moelle épinière :* induration, ramollissement plaques cartilagineuses (Olivier d'Angers).

C. *Lésions des nerfs :* tumeurs, altérations cancéreuses des nerfs diaphragmatiques (Andral, Bérard); ossification du plexus pulmonaire (Ferrus.)

Si nous voulions ajouter à cette longue énumération des désordres organiques qu'on a supposés pouvoir produire l'affection asthmatique, ceux qu'on a rencontrés dans les autres appareils fonctionnels, tels que celui de la digestion et celui de la génération, nous aurions complété l'ensemble des recherches anatomo-pathologiques faites dans le but d'éclairer l'étiologie de l'asthme; mais nous croyons nous être assez étendu sur tout ce qui se rattache aux faits observés, tant pendant la vie qu'après la mort des asthmatiques. Nous allons maintenant nous occuper de l'histoire de cette affection, envisagée d'une manière générale.

CHAPITRE III.

Histoire générale de la maladie.

Définition. — Nous définissons l'asthme, une affection intermittente de la respiration, caractérisée par un trouble extraordinaire dans les phénomènes mécaniques de cette fonction, dans laquelle il n'y a rien de fixe pour le retour des paroxysmes, pour leur durée et pour leur intensité, qui n'est point accompagnée de fièvre, et dans laquelle toutes les apparences du danger le plus grave sont suivies le plus ordinairement du calme parfait de l'état normal. Le calme qui succède aux accès d'asthme est tel que, peu de temps après qu'ils ont cessé on peut reprendre l'exercice des professions les plus fatigantes sans en être incommodé. Ainsi les efforts que nécessite l'action de jouer des instruments à vent, ceux qu'exige la course, la saltation, la danse, l'équitation, la progression ascendante sur un terrain escarpé, dans un escalier raide, sont supportés sans peine. J'ai connu plusieurs jeunes gens, dit le docteur Graves, sujets à de violents paroxysmes d'asthme qui duraient pendant cinq ou six jours de suite, et qui, aussitôt que le paroxysme avait cessé, pouvaient se livrer à des exercices actifs avec la même vigueur que les mieux portants de leurs compagnons (1).

Description. — L'invasion des accès est presque toujours subite. Quand la maladie est déjà ancienne, ils sont parfois annoncés par des phénomènes précurseurs, dont la nature varie suivant les individus. Chez les uns, c'est un état de météorisme du ventre tel que les mouvements de la poitrine semblent gênés. Lieutaud a dit : l'asthme est communément annoncé par des rots, par le gonflement de l'estomac. Chez d'autres, c'est un sentiment d'irritation de la muqueuse des voies aériennes, un goût parti-

(1) The foreign and British Review, 1841.

culier, souvent il y a de la constipation. Les accès éclatent, en général, de dix heures du soir à deux heures du matin (1). Le malade qui s'était couché bien portant, est brusquement réveillé par un sentiment de compression et de resserrement de la poitrine, tout-à-fait caractéristique de cette affection. La position horizontale devient bientôt impossible ; un sentiment d'ardeur dans les voies respiratoires fait vivement désirer l'inspiration d'un air frais qui, en effet, procure du soulagement. Une toux pénible et suffocante s'établit ; elle n'est accompagnée que d'une faible expectoration de matières visqueuses, la gêne des mouvements respiratoires augmente, l'inspiration peut à peine se faire, l'expiration est lente et accompagnée d'un sifflement remarquable. Au début des accès, cette toux offre un caractère spécial ; elle est laryngée ou plutôt trachéale ; elle se reproduit par quintes et donne un son fêlé, chevrottant, remarquable par son opposition complète avec le timbre bronchique ou caverneux qui caractérise la toux des personnes atteintes de dilatation des bronches.

(1) Cette influence de la nuit sur les asthmatiques a été bien exprimée par M. Alibert, dans sa *Nosologie naturelle* : « Le soir, » dit-il, lorsque tant d'individus avaient cessé leurs plaintes, » quand toutes leurs douleurs semblaient suspendues, les asth- » matiques seuls s'agitaient dans leur lit et imploraient vaine- » ment le repos ; ils se levaient en sursaut et faisaient retentir » l'air de leur toux convulsive et déchirante ; ils attendaient avec » impatience la lumière du jour qui signalait communément la » terminaison de leurs funestes accès. »

Souvent la suffocation devient imminente, si le malade ne s'empresse de donner à ses bras un point d'appui solide, pour que les muscles qui se fixent aux épaules et à la colonne vertébrale, puissent concourir à la dilatation du thorax. Quelquefois ceux de la partie postérieure du cou se contractent tellement, qu'ils soulèvent les omoplates *sicut alas*, ainsi que le dit énergiquement Lieutaud. Pendant que les mouvements respiratoires sont ainsi troublés, la face exprime la souffrance ; d'abord pâle, fatiguée, elle se colore lorsque l'accès prend de l'intensité ; es yeux deviennent quelquefois saillants ; les ailes u nez sont agitées d'un mouvement actif de dilaation et de resserrement ; la parole est entrecoupée, pénible ; tout effort pour soutenir une conversation, ou pour se mouvoir, aggrave les symptômes ; l'obscurité semble agir aussi d'une manière défavorable. Cet état pénible persiste pendant un temps dont la durée varie depuis quelques minutes à quelques heures ; l'approche du jour tend ordinairement à diminuer la violence des symptômes; le calme revient peu à peu, et si une expectoration de matières épaisses, offrant, dans quelques cas, des caractères spéciaux que nous avons déjà indiqués, s'établit, tout rentre dans l'état naturel ; les malades ont alors la conscience qu'ils peuvent se livrer au sommeil ; il est paisible et procure un bien-être inexprimable. Chez quelques sujets, une abondante émission d'urine claire et limpide juge les paroxysmes. Souvent il n'y a que rémission. Alors la respiration reste gênée ; il y a de l'oppression pendant le jour et les symptômes graves reparaissent pendant un certain nombre de nuits consécutives. Toujours à la fin des accès la tête est lourde, pesante, quelquefois elle est douloureuse, et la céphalalgie occupe tantôt la partie antérieure, tantôt la partie postérieure du crâne.

D'après Chaptal, l'air expiré pendant les accès d'asthme ne différerait nullement de l'air inspiré. Il est permis de douter du résultat des analyses faites par ce célèbre chimiste, quand on sait surtout que M. Desportes qui, depuis, s'est occupé de reconnaître la nature des gaz retenus dans le tissu pulmonaire, dans les cas d'emphysème, a constaté que c'était tantôt de l'air atmosphérique, tantôt du gaz carbonique, tantôt de l'azote.

A mesure que l'expectoration qui juge les accès s'accomplit, les inspirations deviennent de plus en plus profondes et on ressent du soulagement.

La poitrine, percutée pendant les accès, donne souvent un son plus clair que dans l'état normal.

Si on l'explore à l'aide du sthétoscope, l'oreille perçoit des râles sibilants plus ou moins aigus qui se font entendre à distance et qui imitent quelquefois le piaulement d'un oiseau; en outre des râles vibrants, variant d'intensité existent sur divers points de l'arbre bronchique; le murmure vésiculaire manque dans plusieurs endroits; ce dernier caractère a été donné comme essentiel à l'asthme et pouvant servir à le distinguer des autres dyspnées. Lorsque la sonoréité de la poitrine est augmentée jusqu'à acquérir le caractère tympanique, on doit supposer une complication d'emphysème pulmonaire. A mesure que les symptômes se calment, les râles disparaissent, la sonoréité du thorax diminue et le bruit d'expansion vésiculaire reparaît là où on ne pouvait le percevoir quelques instants avant.

Le docteur Graves (1) prétend que, dans l'asthme, on peut entendre un râle bronchique très fort, quoiqu'il n'y ait pas d'expectoration à la fin des accès qui se terminent sans laisser aucune trace d'altération pulmonaire ; il en conclut que des bruits de différents genres et d'une intensité remarquable peuvent être produits sans qu'il y ait inflammation, ni altération appréciable dans la fonction sécrétoire de la muqueuse bronchique.

Ainsi que le dit M. Jolly, rien de plus variable que l'époque du retour des accès ; ils peuvent être séparés par des intervalles de plusieurs mois et même de plusieurs années ; ils peuvent constituer une affection accidentelle produite par certaines influences extérieures, et qui se dissipe avec la cause qui leur a donné naissance ; on les a vus se reproduire sous un type intermittent régulier (Medicus, Strack, Mongellaz, Max. Simon) ; chez un grand nombre de sujets, au contraire, l'asthme se prolonge, les accès se reproduisent avec facilité pour les causes les plus légères et même sans causes bien appréciables ; souvent des lésions organiques viennent le compliquer et rendre le développement des accès plus fréquent.

(1) Mémoire déjà cité.

§ Ier. — Causes.

On a divisé les causes de l'asthme en prédispo santes et déterminantes. Au nombre des premières on a placé l'hérédité. M. Alibert cite une famille dans laquelle les frères en sont successivement atteints quand ils ont quarante ans (1), on conçoit que par la génération peuvent se transmettre des dispositions organiques qui rendent plus aptes à contracter certaines affections ; ainsi l'étroitesse du conduit aérien, l'irritabilité extrême des bronches peuvent, selon nous, rendre compte des asthmes dits héréditaires.

M. Gintrac, dans un mémoire sur l'influence de l'hérédité, couronné par l'Académie royale de Médecine, rapporte qu'il a donné des soins à un enfant de neuf ans qui éprouvait tous les deux ou trois mois une violente attaque d'asthme. Le père de cet enfant était atteint d'une dyspnée habituelle; sa mère était une femme très nerveuse. A cette époque, ajoute M. Gintrac, je m'occupais beaucoup du diagnostic des affections thoraciques et je m'appliquai à reconnaître sur ce sujet quelque indice de lésion organique, je n'en découvris aucune.

Cette maladie, assez rare dans l'enfance, est plus commune dans l'âge adulte. M. Alibert cite cependant un enfant de quatorze ans qui en fut atteint dès sa plus tendre enfance, et un de sept ans, né

(1) *Nosologie naturelle*, liv. I, page 245.

d'un père asthmatique, qui éprouve de la dyspnée l'hiver (1). Dans la vieillesse elle est plus commune, et alors, presque toujours accompagnée de lésions organiques du cœur et des gros vaisseaux.

On a dit que le tempérament nerveux prédisposait à cette maladie ; il est d'observation que les femmes et les enfants, chez lesquels ce tempérament existe le plus communément, en sont rarement atteints. Cœlius Aurelianus a dit brièvement : « *Passio hæc gravat atque premit magis mulieribus* » *viros et juvenibus senes atque pueros et durioribus* » *natura corporibus teneriore, hyberno atque nocte ma-* » *gis quam die vel æstate.* »

Toutes les professions dans lesquelles on est obligé de respirer une atmosphère chargée de molécules irritantes, sont aussi considérées comme causes prédisposantes de cette maladie. Certains oxides métalliques volatilisés (2) dont l'action sur les muscles de la vie organique est parfois si grande, peuvent produire l'asthme. Van-Helmont a observé que les ouvriers qui manient le mercure deviennent assez souvent affectés d'une dyspnée périodique. Tout le monde connaît le fait rapporté par Cullen, de la femme d'un pharmacien qui éprouvait des accès d'asthme chaque fois qu'on pulvérisait de l'ipécacuanha, dans un lieu même éloigné de l'appartement où elle s'enfermait. M. Bosquillon a connu

(1) *Nosologie naturelle*, liv. 1, page 243.

(2) Ploucquet, art. *Dyspnea*.

un homme qui éprouvait un accès d'asthme quand on battait du riz dans le voisinage du lieu qu'il habitait. M. Gintrac, dans le mémoire dont j'ai déjà parlé, en disant qu'il existe des dyspnées étrangères à toute lésion organique, ajoute qu'il en a vu se déterminer par l'inspiration de quelques atômes d'ipécacuanha, par les molécules qui se détachent des oreillers de plume.

On pense que le séjour dans certaines contrées prédispose à cette affection ; ainsi, au dire de Scheibner, l'asthme est endémique dans la Saxe inférieure (1) ; suivant Couzier, il est très commun dans l'île Bourbon ; d'après Henderson, il existe dans quelques parties de l'Indostan une affection parfaitement semblable à l'asthme spasmodique et qui paraît produite chez quelques indigènes par la réclusion. Zalloni a constaté sa fréquence dans l'Archipel et sur les côtes de l'Asie-Mineure (2). J'ai pu me convaincre par moi-même de la vérité de cette assertion pendant le séjour que j'ai fait dans ces contrées et où j'ai eu à lutter contre de douloureux paroxysmes de cette affection.

C'est probablement aux transitions brusques de température qu'est due cette influence fâcheuse de certaines localités; aussi pourrait-on établir d'une manière générale que partout où elles se manifesfestent, les asthmatiques doivent beaucoup en souffrir.

(1) Ploucquet, art. *Dyspnea*.
(2) *Thèses de Paris*, 1809, n. 63.

Au nombre des causes déterminantes des accès, on doit en général ranger toutes celles qui, d'une manière plus ou moins brusque, plus ou moins intense, peuvent modifier l'état normal de la muqueuse des bronches, soit qu'elles agissent d'une manière directe, comme les gaz irritants, les poussières de même nature, les boissons alcooliques; soit qu'elles agissent d'une manière sympathique, comme les affections morales et les nombreuses modifications des agents extérieurs sur l'organisme. Seulement nous ferons observer qu'ayant, en général, la faculté de se soustraire immédiatement à l'action des causes qui agissent d'une manière directe, leur effet est bien moins profond et de plus courte durée, tandis que celles qui agissent sympathiquement et qu'on ne peut toujours prévoir, déterminent des accidents plus graves et plus prolongés.

La répercussion brusque de certains flux périodiques, d'éruptions cutanées anciennes, a souvent amené des paroxysmes d'asthme. Fabrice de Hilden rapporte qu'un jeune homme de 20 ans fut pris tout à coup d'un violent accès d'asthme après la disparition d'une affection cutanée produite par un répercussif.

Musgrave, Sydenham, Barthez, M. Gendrin et d'autres ont considéré la cachexie goutteuse comme une cause fréquente de l'asthme. Dans des leçons faites à l'hôpital de la Pitié, en 1846, M. Gendrin s'est attaché à faire ressortir la concordance des formes morbides de ces deux affections et en a déduit des préceptes thérapeutiques qui peuvent trouver leur application (1).

Au sujet des causes de l'asthme, Baglivi a dit en termes concis : *Asthma vel a parentibus, vel ab intemperantia vitæ succedit; asthma frequentius invadit obœsos et otio macescentes. Accessiones asthmatis frequentiores sunt cœlo frigido et humido, prœcipue inter crapulandum* (2).

§ II. — Nature et siége.

Maintenant, quelle est la nature de l'asthme? quel est son siége? Ces questions ne sont pas aussi faciles à résoudre qu'on le pense; la variété des désordres organiques trouvés après la mort a amené beaucoup de divergence dans les opinions des auteurs; cependant, nous croyons pouvoir aider leur solution en en faisant ici un résumé aussi succinct que possible.

Galien admettait comme cause d'asthme, des humeurs épaissies, pituiteuses et des tubercules. On sait que ce médecin le confond avec les autres troubles de la respiration.

Celse (3) confond aussi l'asthme avec la dyspnée et l'orthopnée; il en fait une lésion intermédiaire entre ces deux troubles de la respiration et la regarde comme due à l'étroitesse des parties.

(1) Journal l'*Epoque*, 14 octobre et 3 novembre 1845.
(2) *Praxeos medicæ*, lib. 1.
(3) Lib. 4, *De re medica*.

Arétée (1), dans sa belle description de cette maladie, semble aussi pencher pour cette opinion.

Avicenne (2) et les Arabes trouvent que l'asthme a beaucoup d'analogie avec les paroxysmes d'épilepsie et de spasme. Il dit qu'il est produit par une humeur grossière qui pénètre dans les conduits respiratoires, ou par les humidités qui tombent de la tête sur les parties basses.

Van Helmont (3) croit que l'origine de l'asthme est dans un principe violent qui provient de l'essence de quelques viscères. La propriété de cette cause est de faire contracter les conduits du poumon qui transmettent l'air dans le thorax. Plus loin il lui donne le nom très caractéristique d'épilepsie du poumon.

Sennert (4), indépendamment des causes admises par Galien, dit que l'étroitesse des bronches doit y concourir. Pour le prouver, il entre dans des considérations fort longues sur les causes qui peuvent amener ce rétrécissement, soit qu'il dépende d'humeurs contenues dans les bronches, ou d'humeurs contenues daus les poumons.

Rivière (5) pense que l'humeur qui produit l'asthme tombe de la tête sur le poumon et obstrue les bronches. Si cette humeur coule dans les bron-

(1) Arétée de Cappadoce, lib. 1.
(2) Lib. III, p. 481.
(3) Vol. I, p. 222.
(4) Lib. II, cap. 2, part. 3, p. 379.
(5) Lib. VII, p. 245.

ches, l'asthme avec bruit est produit; si elle stagne dans la substance pulmonaire, elle produit l'asthme bâtard ou sans bruit.

Sydenham (1) place l'asthme parmi les maladies de poitrine, entre la dyspnée et l'orthopnée, formant ainsi trois espèces de dyspnées; dans la première, dit-il, les poumons sont obstrués, et les bronches le sont dans la seconde.

Voici ce que dit Bonnet (2), sur la nature de l'affection qui nous occupe : « *Secundo tracheæ ductus,* » *non nunquam à fibris eorum spasmodice affectis,* » *proprius contracti et occlusi aeri ad debitam inspi-* » *rationem aditum negant : hinc cum nulla sit in pul-* » *monibus obstructio, aut mala conformatio nulla in-* » *super diatheses tabida, tamen a fibris istis præter* » *naturaliter convulsis et simul contractis asthmatis* » *paroxysmi horrendi sæpe oriuntur. Præter hos in-* » *spirationis læsæ casus, subsunt quidam alii qui pros-* » *ter aerem in primo aditu reddunt respirationem dif-* » *ficilem.* »

Willis (3) admet trois espèces d'asthmes. Il dit à ce sujet que les anciens médecins et la plupart des modernes ne connaissent que la première, en établissant comme cause unique de cette maladie l'étroitesse des bronches (soit qu'elle résulte de l'obstruction ou de la contraction de ces conduits) qui, ne leur permettant plus d'admettre une quantité

(1) *OEuvres de médecine pratique*, t. II, page 322.
(2) *Sepulchretum*, lib. II, sect. 1.
(3) *De medicamentorum operationibus*, cap. 12, p. 107.

d'air convenable, fait que les organes de la respiration fonctionnent avec peine; la seconde espèce qu'il propose d'admettre est la convulsive dans laquelle la matière morbifique partant de divers points, peut se porter sur tous les organes qui servent à la respiration et paralyser leur action ; la troisième espèce est l'asthme mixte qui se rattache à la fois à ces deux causes.

F. Hoffmann (1) admet plusieurs espèces d'asthme, selon que la cause qui le produit est du mucus qui obstrue les bronches, ou un état spasmodique des organes consacrés à la respiration.

Sauvages (2) a placé l'asthme dans la 5e classe qui comprend les anhélations, 2e ordre, asthme. Selon ce nosologiste, le principe morbifique et prochain de l'asthme consiste dans un obstacle qui, revenant périodiquement, s'oppose aux mouvements alternatifs de dilatation et de resserrement du poumon. Il ne se prononce pas sur la nature de cet obstacle.

Cullen (3) a classé l'asthme parmi les affections spasmodiques des fonctions vitales. Suivant lui, la cause prochaine de cette maladie consiste dans une contraction spasmodique des fibres musculaires des bronches, laquelle s'oppose non seulement à la dilatation nécessaire pour que l'inspiration soit libre et entière, mais produit aussi une rigidité qui em-

(1) *Opera omnia*, t. III, sect. 2, cap. 2, p. 96.
(2) *Nosologie méthodique*, t. II, p. 90.
(3) *Eléments de médecine pratique*, t. II, p. 582.

pêche que l'expiration ne se fasse librement et complétement.

Pinel (1), dans sa *Nosographie philosophique*, place l'asthme parmi les névroses de la respiration. 2e sous-ordre, 37e genre.

Michel Ryan (2), auteur d'un ouvrage publié en 1798, attribue l'asthme à l'impression de l'air froid sur le poumon et au spasme tonique de l'organe qui en est la suite.

Fédérigo pense que tout ce qui peut léser les mouvements inspirateurs et expirateurs peut devenir cause de l'affection asthmatique. Une de ces causes peut résulter de ce que le larynx, la trachée-artère et les bronches, devenus durs, inflexibles ou contractés spasmodiquement, s'opposent à la libre entrée de l'air.

Robert Brée (3), qui était asthmatique, admettait quatre espèces d'asthme. Il définit cette maladie une contraction excessive des muscles de la respiration, sans fièvre, et déterminée par une irritation qui a son siége dans quelques viscères aux fonctions desquels ces muscles participent.

Laennec (4) regarde le catarrhe pulmonaire chronique comme la cause la plus ordinaire de l'asthme. Il a reconnu, après Reisseissen, l'existence des fibres musculaires autour des ramifications bronchiques ;

(1) *Nosographie philosophique*, t. 3, page 236, 5e édition.

(2) Sprengel, *Histoire de la méd.*, t. 6.

(3) *Recherches pratiques sur les désordres de la respiration*, traduit par Ducamp, 1819.

(4) *Auscultation*, t. 2, page 280, 3e édition.

et il est convaincu que les vésicules pulmonaires, ainsi que ces ramifications, peuvent se contracter spasmodiquement.

M. Delens (1) place le siége de l'asthme dans les cellules bronchiques et plus particulièrement dans l'appareil musculaire de Reisseissen. Selon lui, le râle sibilant sec ne provient que du rétrécissement de l'orifice des vésicules.

M. Bégin (2) croit que la cause de l'asthme est une irritation portée sur la membrane muqueuse des voies respiratoires, et qu'il détermine secondairement la contraction sympathique des muscles des bronches et des parois de la poitrine.

M. Bricheteau (3) semble partager l'opinion de M. Bégin, qui place la cause première de l'asthme dans la membrane muqueuse du poumon irritée ou enflammée, en demandant toutefois qu'on laisse le nom d'asthme à cette espèce de phlegmasie de la membrane muqueuse des bronches susceptible de produire un resserrement ou une obstruction de ces conduits aérifères. Peut-être, suivant lui, les nerfs jouent-ils un rôle dans ce resserrement spasmodique.

Reisseissen (4) et M. Cruveilher (5), après une suite d'expériences entreprises dans le but de déterminer la disposition anatomique et l'action physio-

(1) *Biblioth. méd.*, t. 75.

(2) *Journ. complémentaire*, t. 5

(3) *Archives générales*, t. 9.

(4) *De fabrica pulmonum anatom. pathol.*

(5) *Anat. descrip.*, t. 11, p. 649.

logique de l'appareil musculaire bronchique, se sont crus fondés à admettre que dans l'asthme il y a rétrécissement des bronches dû au spasme des fibres musculaires qui les composent.

Broussais (1), après avoir placé l'asthme parmi les névroses des fonctions intérieures, affirme que la cause des phénomènes qui constituent l'asthme réside dans un état spasmodique du cœur, considéré comme régulateur principal de la respiration. Du moment où son action est troublée, celle des poumons l'est également.

M. Rostan (2) déclare que l'asthme est toujours une affection syptomatique d'une lésion du cœur ou des gros vaisseaux.

M. Georget (3) dit que la cause des phénomènes de l'asthme doit être cherchée dans le cerveau et le rachis et non dans le cœur ou le poumon.

MM. Beau et Gendrin sont revenus, dans ces dernières années, aux idées des anciens sur la cause essentielle de l'asthme, qu'ils placent dans la présence d'un mucus épaissi qui obscurcit les bronches. Dans un mémoire sur les bruits respiratoires, inséré aux *Archives de médecine*, en 1840, M. Beau, établit qu'il n'y a pas d'asthme sans catarrhe et que dès lors le mucus est la cause nécessaire ou conjointe de cette maladie, *causa qua posita ponitur morbus, qua sublata tollitur*, ajoute-t-il.

(1) *Commentaire des propositions de pathologie*, pag. 597.

(2) Voyez la note du 3e vol. de thérapeutique.

(3) *Physiologie du système nerveux*, t. 2, p. 406.

M. Gendrin trouve dans l'établissement par intervalles de mouvements fluxionnaires vers la muqueuse bronchique et par suite dans la congestion diacritique ou inflammatoire de cette membrane la cause principale de la maladie.

Enfin, depuis la publication des travaux de Louis, sur l'emphysème pulmonaire, un assez grand nombre de praticiens sont disposés à regarder cette lésion anatomique comme la cause de l'asthme.

On voit, d'après cet exposé, que l'opinion dominante sur la nature de la maladie que nous étudions est qu'elle est due à un rétrécissement momentané des tuyaux bronchiques; seulement, la cause de ce rétrécissement est diversement expliquée. Plus on se rapproche de l'époque actuelle, plus il y a d'accord pour l'attribuer à un spasme des muscles des bronches. La structure musculaire des conduits aériens, entrevue par Morgagni, n'a été bien démontrée que par les travaux de Reisseissen et des autres anatomistes modernes, qui ont écrit depuis le commencement de ce siècle. C'est de cette époque que date également une plus grande uniformité de sentiments sur la nature de l'asthme. En déclarant que cette opinion est la nôtre, et que nous adoptons plus particulièrement les idées de MM. Bégin, Bricheteau et Laennec, nous croyons devoir présenter les raisons qui nous ont convaincu, et déduire également celles qui nous ont fait rejeter les théories de MM. Rostan, Georget, Beau, etc.

Formulant notre pensée, nous disons que l'asthme est dû à une contraction spasmodique des bronches qui peut être produite par toutes les causes qui agissent, soit d'une manière directe, soit d'une manière sympathique, sur la membrane muqueuse pulmonaire.

Les muscles des bronches, aidant probablement à l'action que l'air exerce sur le sang, ont aussi pour fonction, ainsi que l'a démontré M. Brachet, de faciliter l'expulsion des mucosités qui peuvent s'accumuler dans ces conduits. Placés parmi les muscles de la vie organique, ils sont doués des mêmes propriétés et soumis comme eux à l'influence des modifications de la membrane muqueuse qui leur est subjacente. Béclard (1) dit à ce sujet : » L'irritabilité ou la susceptibilité à la contraction » des muscles intérieurs est surtout remarquable » en ce qu'elle est naturellement excitée par des » agents locaux qui agissent sur la fibre par l'inter- » médiaire de la membrane qui la recouvre ; d'au- » tres fois la cause agit d'une manière sympathique : » ainsi la titillation du gosier, la présence d'une » bougie dans l'urètre, d'un suppositoire dans l'anus » déterminent l'action de l'estomac, de la vessie et » de l'intestin. » Il aurait pu ajouter : un coryza, une angine peuvent amener la contraction des bronches.

Cette contraction est, selon moi, positivement démontrée par tous les symptômes qui caractérisent l'asthme : ainsi le resserrement de la poitrine qu'éprouvent les asthmatiques indique une contraction

(1) *Anatomie générale*, page 547.

bronchique. On pourrait, au besoin, en trouver la preuve dans une observation de M. Andral, consignée dans les *Archives de médecine* pour l'année 1834. Un homme âgé de 31 ans succomba à la suite d'une bronchite chronique. Depuis longtemps il éprouvait une sorte de *serrement* un peu au-dessus du sein droit. Après la mort, on trouva un rétrécissement permanent de la bronche principale du lobe supérieur du poumon droit. La difficulté avec laquelle se font les inspirations, les puissances musculaires mises en jeu pour les accomplir, indiquent encore une diminution de capacité dans les canaux qui donnent passage à l'air dans l'état ordinaire ; le râle sibilant sec qui se fait entendre ne peut provenir que d'un rétrécissement des parties.

Pour prouver maintenant que ce rétrécissement est dû à un spasme musculaire des tuyaux bronchiques, il suffit de se rappeler la marche de la maladie, son intermittence irrégulière, la promptitude avec laquelle elle se déclare, et celle parfois égale avec laquelle elle disparaît; sa faculté d'alterner avec d'autres affections spasmodiques des muscles de la vie intérieure, ainsi qu'a pu le constater Bonnet (1) ; enfin la suppression de l'expectoration pendant les accès, la forme des crachats quand ils cessent. Les matières de couleur nacrée, vermiforme, dans lesquelles se trouvent parfois emprisonnés des globules d'air, et qui, dans d'autres circonstances, sont tachées par des stries de la nature noire des

(1) Lib. 2, sect. 1, obs. 167.

glandes bronchiques, ne prouvent-elles pas que l'action expulsive des fibres musculaires des bronches, empêchée par le spasme qui s'est emparé d'elles, en a déterminé la stase dans les dernières ramifications bronchiques, et que là, soumis à une pression musculaire, elles se sont épaissies et ont pris la forme des canaux qui les contenaient ? Le volume de ces petits cylindres de mucus ne peut jamais être considérable parce que partout où il y a apparence de points cartilagineux, le resserrement bronchique ne peut être complet, l'expulsion du mucus peut encore se faire. Quand le spasme cesse, l'action expulsive des muscles se rétablit, et ces corps sont entraînés au dehors en procurant un très grand soulagement. L'exhalation normale, qui commence à se rétablir au moment où la contraction disparaît, est sans doute pour quelque chose dans l'expulsion de ces amas de mucosités.

Nous trouvons de nouvelles preuves à l'appui de notre opinion dans l'étude du mode d'action des causes déterminantes des accès d'asthme. Les plus promptes sont celles qui sont portées d'une manière directe sur la muqueuse pulmonaire. Il est facile d'expliquer le mécanisme par lequel elles agissent chez les personnes prédisposées. L'usage des boissons alcooliques donne lieu fréquemment à des accès d'asthme ; on se rend raison de ce résultat en se rappelant que la membrane muqueuse pulmonaire est une des voies principales d'exhalation pour les substances volatiles portées dans le torrent circulatoire, ainsi que l'ont prouvé les expériences de MM. Breschet et Milne Edwards (1) ; et qu'ainsi des molécules irritantes, promptement mises en contact avec cette membrane peuvent occasioner son spasme.

L'action des causes sympathiques s'explique aussi très facilement en ayant présent à l'esprit : 1° la solidarité qui existe entre la membrane muqueuse pulmonaire et l'enveloppe cutanée; 2° que c'est le premier contact de l'air sur la peau qui détermine la première inspiration, et que c'est aussi à une impression vive de cet agent qu'on a recours pour rétablir la respiration dans les cas d'asphyxie; 3° combien les diverses conditions de sécheresse et d'humidité de l'air, d'agitation ou de repos de ce fluide, de son état électrique (2) peuvent modifier

(1) *Répertoire général d'anatomie et de physiologie pathologiques et de clinique chirurgicale*, t. 2, 1re partie, 1826.

(2) Un phénomène qu'il convient de se rappeler, lorsqu'on veut expliquer l'action des vicissitudes atmosphériques sur la muqueuse pulmonaire, est celui qui a été constaté par Edwards, dans son *Traité de l'influence des agents extérieurs sur la vie.* Dans les lieux élevés où l'air est habituellement sec et froid, il y a augmentation notoire de la transpiration par évaporation, soit cutanée, soit pulmonaire. Selon ce physiologiste, cette augmentation agit d'une manière sensible dans la production du sentiment de gêne et d'anxiété qu'on éprouve sur les montagnes élevées. Il contribue plus que la rareté de l'air à laquelle on l'attribue communément. Une action semblable est produite dans les lieux chauds et arides par la sécheresse du vent. On voit que si dans l'état sain ces causes peuvent amener du trouble dans la respiration, à plus forte raison elles doivent le faire chez ceux qui sont prédisposés à l'asthme.

la nature et la quantité des produits des surfaces cutanée et pulmonaire. On ne doit donc pas être surpris du rôle important que jouent tous ces changements dans la production des paroxysmes de l'asthme.

Une dernière considération en faveur de l'opinion qui présente la muqueuse pulmonaire comme siége de l'asthme, c'est son état pathologique dans un très grand nombre de cas. Ainsi M. Rostan lui-même, dans le mémoire où il veut prouver que l'asthme est toujours une affection symptomatique d'une lésion du cœur et des gros vaisseaux, dans six autopsies qu'il décrit, mentionne la rougeur, l'inflammation ou l'épaississement des bronches dans cinq, et dans la sixième il ne parle pas de l'état de ces parties (1). On ne devrait pas être surpris d'ailleurs de ne rien trouver dans les organes, si la maladie était récente, si les accès avaient été séparés par de longs intervalles, car le trouble momentané dont ils sont le siége a besoin d'être renouvelé un grand nombre de fois pour laisser des traces matérielles.

Dans le troisième article d'un mémoire sur les bruits respiratoires, inséré au numéro du mois d'octobre 1840, du *Journal les archives de médecine*, M. Beau, médecin du bureau central des hôpitaux de Paris, s'est attaché à combattre les raisons qui m'ont conduit, ainsi qu'un grand nombre de médecins, à admettre la nature spasmodique de

(1) *Nouveau Journ. de médecine*, 1818 et 1819.

l'asthme. Selon lui, *la contraction spasmodique des fibres de Reisseissen, n'a jamais été démontrée par l'inspection, soit dans la trachée, soit dans les bronches; et dès lors le seul point de l'arbre laryngo-bronchique susceptible de constriction est l'appareil glottique, parce qu'il est le seul de nature vraiment musculaire.*

Mais si l'existence des fibres musculaires des bronches est réelle et les travaux de Reisseissen de MM. Bourgery, Lereboullet et Bazin l'ont suffisamment démontré ; si elles sont contractiles, comme l'a prouvé M. Longet, nous ne voyons pas pourquoi on n'admettrait pas qu'à l'instar des autres muscles de la vie organique, le spasme puisse s'en emparer. L'inspection n'a pas démontré davantage le spasme du cœur, des organes digestifs, des conduits excréteurs, qui est admis par tous les pathologistes.

Si l'asthme était produit par la contraction spasmodique des bronches, ajoute M. Beau, *il attaquerait habituellement les enfants et les femmes hystériques, qui présentent si souvent le spasme glottique, ou bien le spasme glottique alternerait ou coïnciderait fréquemment avec l'asthme, ce qui ne s'observe pas.* Mais tous les auteurs qui se sont occupés de l'étude des spasmes, les ont distingués selon qu'ils s'emparent des muscles de la vie extérieure ou de ceux de la vie intérieure; or, par la disposition anatomique des parties, par la nature des nerfs qui s'y distribuent, les muscles de la glotte appartiennent à la vie extérieure, et il n'est pas étonnant que leur spasme coïncide ou alterne avec les maladies convulsives qui attaquent habituellement les femmes et les enfants, et qu'il soit indépendant du spasme des bronches, organes appartenant davantage à la vie intérieure ou nutritive. Quelques nosologistes pensent même que les spasmes de cette dernière sorte sont régis par une puissance opposée à celle des convulsions externes, et pour preuve ils citent des causes qui en amenant la paralysie complète ou momentanée des centres nerveux, suscitent des spasmes plus ou moins prononcés des organes de la vie intérieure.

Le troisième fait produit par M. Beau, est que *si l'asthme était le résultat du spasme des bronches, son invasion serait instantanée et la dyspnée immédiatement portée à son summum d'intensité, comme cela se voit pour le spasme de la glotte.* Mais tous ceux qui ont observé des asthmatiques, et tous ceux surtout qui ont éprouvé des accès d'asthme, savent fort bien que ces accès se manifestent souvent d'une manière instantanée, qu'il suffit d'être exposé quelques instants à l'action de poussières irritantes, de changer de lieu, d'éprouver une émotion vive, d'ingérer de l'alcool, pour ressentir la constriction sous-stermale et la dyspnée qui caractérissent cette maladie. Que de fois il m'est arrivé, assistant des femmes en travail d'enfantement, et n'ayant pas pris le soin de m'éloigner, au moment où l'on préparait le lit de misère, d'éprouver un commencement d'accès. Mon confrère, M. T., dont j'ai rapporté l'observation, a maintes fois éprouvé sur lui-même le développement instantané de la dyspnée asthmatique.

Pour M. Beau, l'embarras muqueux de l'arbre bronchique est la seule cause de l'asthme; il revient ainsi à l'opinion de Galien et de ses sectateurs, qui tels que Dodoneus, par exemple, regardait l'*orthopnée comme produite par une humeur pituiteuse, tenace et visqueuse qui obstrue les diverses bronches de la trachée-artère, et ferme leur entrée jusqu'à ce qu'elle puisse se faire jour et être rejetée au dehors.*

Reproduisant les unes après les autres, les raisons qui me font admettre la nature spasmodique de l'asthme, telles que l'intermittence irrégulière de la maladie, la promptitude avec laquelle elle se déclare et celle parfois égale avec laquelle elle disparaît, sa faculté d'alterner avec d'autres affections spasmodiques des muscles de la vie intérieure, enfin la suppression de l'expectoration pendant les accès et la forme des crachats quand ils cessent, il conclut en disant qu'il est facile d'établir : 1° *que ces différents faits ne sont pas liés nécessairement à l'existence de l'asthme ;* 2° *qu'ils ne démontrent pas nécessairement que l'asthme est d'une nature spasmodique.*

Nous répondrons à notre tour : 1° que, malgré l'assertion de Lieutaud, l'intermittence irrégulière de l'asthme est un de ses caractères essentiels. A l'époque où l'on confondait toutes les espèces de dyspnées, il était facile d'admettre des asthmes continus, c'est ce que presque tous les anciens médecins ont fait; mais aujourd'hui où les moyens de diagnostic se sont perfectionnés, il devient presque toujours facile de démontrer que ces prétendus asthmes continus, sont accompagnés de lésions organiques primitives ou consécutives; 2° de ce que l'affection est intermittente, il ne s'ensuit pas que les accès ne doivent durer que peu d'instants. Dira-t-on, que la manie, l'hypochondrie, l'hystérie ne sont pas intermittentes, parce que les accès se reproduisent avec une durée et une intensité variables? Nous ne le pensons pas, et le fait, objet de notre deuxième observation, n'a rien qui prouve en faveur de la continuité de la maladie, chez M. T..., qui dans l'intervalle de ses accès ne conservait, ainsi qu'il le dit, que le souvenir du mal qu'il avait ressenti. D'ailleurs ce fait de la durée assez grande des accès d'asthme, viendrait justifier cette loi de Muller (1), que *les contractions que déterminent, dans les organes qui dépendent du grand sympathique, les irritations de ces organes eux-mêmes ou de leurs nerfs, ne sont pas passagères et momentanées, ce sont ou des contractions qui persistent pendant un certain laps de temps, ou des modifications prolongées des mouvements rhythmiques ordinaires, de sorte qu'ici la réaction l'emporte de beaucoup en durée sur l'irritation.*

Le fait de l'intermittence domine tellement dans l'histoire de l'asthme, que M. Beau, dont la pensée est que cette maladie est due à la présence dans les bronches d'un mucus dense, cherche a en donner l'explication en disant que cette intermittence

(1) *Manuel de physiologie*, t. I, p. 645.

ne témoigne pas plus en faveur du spasme, que de l'obstruction de l'arbre bronchique; qu'il suffit pour cela de se rappeler que les différents produits de sécrétion révèlent souvent dans leurs modifications si nombreuses, un caractère aussi franchement intermittent que les spasmes et les névralgies. Tout le monde *sait*, ajoute-t-il, *que dans certaines gastrorrhées avec ou sans pyrosis, l'intervalle des vomissements est marqué par une santé parfaite. Qu'y a-t-il de plus irrégulier et de plus éphémère*, dit-il encore, *que les différentes modifications de l'urine dans sa quantité, sa couleur, sa nature, etc.? Et la leucorrhée est-elle toujours continue? Est-ce qu'elle ne se montre pas souvent par intervalles, sous l'influence de certaines circonstances passagères d'alimentation, de fatigue, etc.?* Nous n'entrerons pas dans l'examen de cette théorie, dont chacun peut apprécier la valeur, nous réservant d'expliquer plus loin la présence d'un mucus épaissi dans les bronches qu'on rencontre chez un très grand nombre d'asthmatiques, phénomène qui, selon nous, est plutôt un effet que la cause première de la gêne de la respiration.

Nous ne reviendrons pas sur ce caractère essentiel de l'asthme, de se déclarer rapidement et de disparaître de même, qui n'est pas admis par M. Beau. Pour tous ceux qui ont observé des asthmatiques, les faits sont là, ils sont incontestables et nous venons de les rappeler.

Nous avons dit plus haut que la suppression de l'expectoration à l'invasion des accès, la forme des crachats, quand ils cessent devaient être regardées comme des preuves de la nature spasmodique de l'asthme, M. Beau prétend que, pour un esprit non prévenu, ces deux faits démontrent que la rétention du mucus dans les bronches, est la seule cause de cette maladie; mais qu'est-ce qui produit cette rétention? Pourquoi, si la tunique contractile des bronches, dont l'existence est admise par la plupart des anatomistes, et dont les usages sont de débarrasser ces organes des mucosités qui s'y amassent, est intacte, cette rétention a-t-elle lieu? Pourquoi dans les catarrhes profonds où il y a sécrétion abondante de mucus souvent très dense n'y a-t-il point d'asthme? Pourquoi à la suite d'accès d'asthme très prononcés n'y a-t-il pas toujours d'expectoration? Pourquoi lorsque cette expectoration existe et que les bronches se sont débarrassées des petits cylindres de mucus qui les obstruaient, la sécrétion d'un mucus verdâtre épais, tel que celui qui caractérise les bronchites anciennes qui survient, cause-t-elle un soulagement extrême et a-t-on la conscience que tant qu'elle persistera, il n'y aura pas de dyspnée asthmatique? Pourquoi, ainsi que nous en avons rapporté des exemples, à mesure que les asthmatiques avancent en âge et que la disposition catarrhale devient plus manifeste, les accès d'asthme ont-ils moins d'intensité? Pourquoi existe-t-il des asthmes sans catarrhe, ainsi que le constate M. Beau lui-même en rapportant qu'il connaît un médecin qui a été affecté pendant quelques années d'un asthme qui lui venait par accès intermittents, *sans que jamais il eût eu la moindre bronchite avant ou après les accès; ceux-ci se montraient surtout la nuit, quand les draps du lit n'étaient pas parfaitement secs; ils étaient marqués par des râles vibrants intenses et se terminaient par l'expectoration de matières muqueuses épaisses, après avoir duré environ une heure ou deux.*

Avec les idées de M. Beau, toutes ces questions sont fort difficiles à résoudre, et ce médecin s'appuyant, il est vrai, sur l'autorité de M. Andral, n'y parvient, pour la dernière, qu'en admettant un catarrhe intermittent. Mais qu'est-ce qu'un catarrhe qui ne dure qu'une heure ou deux? qui n'est précédé ni suivi d'aucun des symptômes propres à la maladie et qui n'est caractérisé que par l'expulsion de quelques crachats muqueux?

En 1843, dans les conférences cliniques faites à l'hospice de la Salpêtrière (1), notre honorable confrère s'est occupé d'expliquer pourquoi, chez deux individus affectés de catarrhe, il peut arriver que l'un soit atteint de dyspnée asthmatique, tandis que l'autre, couché tranquillement, respire à son aise et n'est troublé que par des quintes de toux qui ne sont ni plus ni moins fortes que celles de son voisin. Selon lui, cette différence tient au siége de la bronchite. Si elle occupe les gros troncs bronchiques, il n'y a point dyspnée. Si au contraire, elle siége dans les petites bronches, le mucus les obstrue facilement et la dyspnée a lieu. Mais cette dyspnée

(1) *Gazette des hôpitaux*, du 23 mai.

présente-t-elle le caractère de celle qui accompagne les accès d'asthme ? Tous les médecins n'ont-ils pas observé des râles sonores, ronflants et muqueux sur des malades atteints de bronchites profondes et chez lesquels la respiration, quoique gênée, ne présentait rien de semblable à ce qui s'observe dans l'asthme ? Quoi qu'en ait dit M. Beau, peut-on, par l'auscultation, distinguer toujours facilement l'embarras des bronches produit par la présence d'un mucus épaissi, de celui dû au gonflement de la membrane muqueuse ou au rétrécissement de ces tubes? Il est permis d'en douter, si l'on s'en rapporte à ce qu'ont écrit ceux qui se sont occupés particulièrement de ce précieux moyen de diagnostic.

M. Beau ajoute en terminant qu'il est impossible d'admettre la démonstration que j'ai donnée de la nature spasmodique de l'asthme. *On ne comprend pas*, dit-il, *que l'action expulsive des dernières ramifications bronchiques soit empêchée par le spasme. Tous les réservoirs contractiles, quand ils sont affectés de spasme, c'est-à-dire quand ils se resserrent, expulsent violemment les matières qu'ils contiennent, et par la même raison, le spasme des dernières ramifications bronchiques devrait activer l'excrétion du mucus au lieu de le retenir*. Pour nous, les bronches ne peuvent être assimilées à des réservoirs contractiles communiquant à l'intérieur par des canaux ou ouvertures rétrécis, et qui empruntent le plus souvent l'action des muscles extérieurs pour se vider des matières qu'ils contiennent. Ce sont des tubes coniques pourvus d'une couche musculaire, laquelle exerce une action marquée pour faire cheminer les mucosités des parties les plus étroites de ces conduits dans celles plus larges. Ametiez que le spasme s'empare de ces muscles, cette action cesse, et le mucus stagne dans la cavité rétrécie de la bronche, car quelque énergiques que soit les contractions, la lumière de la bronche ne peut être complétement oblitérée, ainsi qu'on le constate sur tous les autres muscles creux pris de spasme.

Concluons donc de tout ce qui précède que la présence du mucus dans l'arbre bronchique est un effet et non la cause du spasme des bronches, que la stagnation de ce produit tend à prolonger les accès, à les rendre pénibles, mais que seule elle ne les produit pas (1).

(1) Je puis citer à l'appui de ce que je viens de dire sur l'instantanéité du développement et de la cessation des accès d'asthme, un nouveau fait observé sur moi-même, il y a très peu de temps. Au mois d'août dernier, arrivant à Bordeaux, je fus pris, dès la première nuit, d'un accès d'asthme très intense, qui parut n'avoir d'autre cause déterminante que l'habitation d'un entresol assez bas. Pendant trois jours et trois nuits, je fus sous l'influence de la dyspnée asthmatique. Des paroxysmes très marqués qui se manifestaient particulièrement le soir, m'empêchaient de me coucher pendant ces trois nuits. Le dernier jour, dans l'après-midi, étant assis dans ma chambre, je fus pris d'un paroxysme plus violent que les autres. En peu d'instants la difficulté de respirer devint extrême ; elle était accompagnée de râles ronflants et sibilants qui cessaient par moments pour reprendre avec une nouvelle force. J'étais dans un état d'anxiété très grande, accompagné d'un sentiment de fatigue dans les muscles de la poitrine et d'une douleur très vive dans ceux qui se fixent à la partie postérieure de la tête. Vainement je changeai de position pour rendre la respiration plus

Il nous reste à examiner l'opinion de ceux qui ont regardé les lésions organiques du cœur et des gros vaisseaux comme causes constantes de l'asthme. Cette opinion est encore partagée par un grand nombre de médecins. En 1818 et 1819, M. Rostan, médecin de la Salpêtrière, publia, dans le *Nouveau Journal de Médecine*, un mémoire dans lequel il déclara que l'asthme est toujours une affection symptomatique, et qu'il n'a jamais rencontré de cas où les symptômes qui caractérisent cette affection ayant existé, il n'ait, après la mort, rencontré des désordres plus ou moins étendus dans les organes de la circulation. Une assertion aussi absolue souleva une

facile; je ne pouvais y parvenir; l'orthopnée ne cessait pas, et malgré la triste expérience que j'ai pu faire de l'innocuité presque constante des accès d'asthme, je commençai à m'inquiéter. Lorsque je reçus une visite. Dans les premiers instants, il me fut presque impossible de causer avec la personne qui était venue me voir; mais peu à peu la parole, qui d'abord était haletante, saccadée, parfois interrompue, devint plus facile, et lorsque cette personne s'éloigna trois quarts d'heure environ après son arrivée, la respiration était redevenue calme et libre. Je pus presque aussitôt m'habiller, sortir et aller dîner avec ma famille chez un ami qui demeurait assez loin de notre hôtel. Le soir, ayant changé d'appartement, je pus me mettre au lit et je dormis toute la nuit, l'accès avait complétement cessé, et l'asthme ne s'est pas reproduit depuis, quoique j'aie continué un voyage assez long qui n'a pas été sans me fatiguer, ayant été obligé de changer presque tous les soirs et de chambre et de lit. Je dois ajouter que le calme était servenu, que tous les râles avaient disparu sans qu'il se fît d'expectoration; ce ne fut que le lendemain que je rendis une petite quantité de crachats épais, vermicellés, de la nature de ceux qui jugent habituellement les accès.

vive polémique parmi les médecins. MM. Ducamp, Blaud, Bégin combattirent avec avantage l'opinion du médecin de la Salpêtrière, qui fut soutenue par les docteurs Pascal, Harmant de Montgarny et quelques autres praticiens. Nous croyons, 1° que les lésions organiques du cœur et des gros vaisseaux, qui en effet s'observent souvent à la suite des asthmes anciens, sont, dans la généralité des cas, l'effet de la maladie et par suite ses plus graves complications; 2° que le spasme bronchique qui constitue l'asthme peut être produit chez les sujets atteints de légion organique du cœur, mais qu'il n'en est pas la conséquence nécessaire, et que même, dans la généralité des cas, la dyspnée qu'ils éprouvent a un tout autre caractère. Celle-ci, en effet, n'a point de périodicité marquée; elle survient aussi bien le jour que la nuit, bien rarement la respiration est complétement libre, pour peu que les malades agissent ou soient un peu vivement impressionnés; mais la dyspnée qui survient n'est point accompagnée du sentiment de constriction sous-sternale que ressentent les asthmatiques, et qui caractérise si bien l'invasion de leurs accès.

Dans les affections organiques du cœur et des gros vaisseaux, le calme et le repos procurent du soulagement. C'est au contraire après quelques heures de sommeil que l'on voit éclater les accès d'asthme.

Chez les asthmatiques, la poitrine percutée donne une résonnance quelquefois plus grande que dans l'état ordinaire; tandis que dans les affections du cœur et des gros vaisseaux, un défaut de résonnance, dans une étendue plus ou moins considérable, indique le siége de ces affections. Chez les premiers, les mouvements du cœur sont ordinaires; il n'y a pas d'irrégularités dans ses battements, ni dans ceux du pouls. La face n'est pas bouffie; elle est rarement colorée, ainsi qu'on l'observe chez les anévrismatiques.

Admettant que l'asthme soit une affection symptômatique des lésions du cœur et des gros vaisseaux, pourquoi les symptômes étant toujours les mêmes, les désordres trouvés après la mort sont-ils si variés? Pourquoi chez un grand nombre de sujets, où les accès d'asthme étaient bien caractérisés, n'a-t-on rien trouvé dans les organes de la circulation qui pût rendre raison de leur production? Dans l'opinion de ceux qui font résider la cause de l'asthme dans l'ossification des gros vaisseaux et plus spécialement de l'aorte, pourquoi les jeunes gens sont-ils asthmatiques, puisque ces ossifications sont, dit-on, le résultat des progrès de l'âge? Pourquoi enfin les paroxysmes d'asthme, ainsi qu'on l'observe souvent, deviendraient-ils moins fréquents à mesure qu'on avance en âge, quand le développement des ossifications suit une marche inverse? Pourquoi, si ce n'est que l'existence de cette maladie est étrangère à la lésion de ces organes? Une raison qui doit encore isoler l'asthme des affections organiques du cœur, c'est que, malgré l'appareil toujours très grave de ces symptômes, il n'y a pas de danger réel, tandis que dans les lésions des organes de la circulation, la terminaison est presque toujours funeste.

Si nous avons réussi à prouver que les symptômes de l'asthme ne se rattachent point à l'existence de lésions organiques de l'appareil circulatoire, il nous reste à expliquer comment ces lésions se rencontrent aussi fréquemment chez les personnes qui ont longtemps offert des paroxysmes de cette affection. Que se passe-t-il lors de leur développement? Une convulsion sagère des muscles bronchiques apporte un obstacle au trajet du sang à travers la muqueuse pulmonaire. De proche en proche il y a engorgement dans les divisions de l'artère pulmonaire, l'action du ventricule droit augmente pour surmonter la résistance qui lui est momentanément opposée, et il est aisé de concevoir que cette cause incessamment renouvelée peut amener une lésion matérielle de ce ventricule. Les faits répondent en quelque sorte à cette théorie ; et, sur dix observations citées par M. Rostan pour appuyer une opinion contraire à la nôtre, cinq présentent une affection organique du ventricule droit et trois un développement de tout le cœur. Peut-être que les violentes quintes de toux qui signalent le début des accès d'asthme ne sont pas étrangères à ces lésions organiques, car on sait combien elles contribuent au développement des maladies du cœur.

De ce que l'asthme est indépendant des lésions organiques du cœur, de ce que ces lésions en sont très souvent la conséquence, ce n'est point une raison de croire qu'elles ne puissent influer en rien sur la marche des accès. Nous pensons le contraire, et nous croyons que, dans cette circonstance, l'effet réagissant sur la cause, la muqueuse pulmonaire placée entre deux causes incessantes d'excitation, l'air qui lui vient du dehors et le sang qui lui vient du cœur, peut se convulser lorsque le rhythme habituel de ces deux agents excitateurs n'est plus le même. Aussi Fédérigo avait-il reconnu d'une manière générale que tout ce qui peut modifier les mouvements de la respiration, peut devenir la cause de l'affection asthmatique ; ou, d'une manière plus exacte, amener le développement d'un accès chez un sujet déjà prédisposé.

Les objections faites aux partisans des lésions organiques du cœur et des gros vaisseaux peuvent également s'appliquer à ceux qui ont voulu faire jouer le même rôle aux lésions des organes de l'innervation. Ainsi, pourquoi le siége et la nature de ces désordres sont-ils aussi variés quand les accidents qu'ils produisent sont toujours les mêmes? Pourquoi ne les rencontre-t-on pas constamment? Pourquoi, lorsqu'ils existent, n'y a-t-il pas toujours d'asthme de produit? Ne peut-on pas aussi leur objecter, comme le fait M. Ferrus, que les lésions organiques trouvées dans le cerveau des asthmatiques peuvent fort bien être consécutives au trouble de la respiration et à l'obstacle apporté à la circulation cérébrale par la convulsion des muscles respirateurs ; que celles que l'on rencontre dans les nerfs sont aussi le résultat d'un semblable travail? Ainsi nous voyons que l'opinion qui fait résider la cause de l'asthme dans les lésions organiques du système nerveux est tout aussi susceptible d'être contestée que l'opinion qui la fait résider dans les lésions de l'appareil circulatoire.

Dans la première édition de ce mémoire, nous n'avons fait mention de l'emphysème pulmonaire que pour rappeler que c'est une des altérations organiques que l'on trouve assez fréquemment à l'autopsie des personnes qui ont été sujettes pendant leur vie à des accès d'asthme.

Un mémoire de M. Louis, inséré en 1835 dans le t. 1er des Actes de la Société médicale d'observation, et l'année suivante dans la 2e édition du *Dictionnaire de médecine* (article emphysème), a fixé, depuis, l'attention des médecins sur ce genre d'altération dont Laënnec s'était aussi occupé.

Ces deux observateurs admettent deux espèces d'emphysème, l'une du à la dilatation des vésicules pulmonaires, l'autre à l'épanchement du fluide aérien dans le tissu cellulaire du poumon. Selon M. Louis, la première espèce constituerait une affection primitive indépendante de la bronchite, et dont l'existence se révélerait au dehors par un ensemble de symptômes, qui ne sont autres que ceux qui de tout temps ont servi à caractériser l'asthme nerveux. De là, l'opinion répandue parmi un assez grand nombre de nosologistes, que le mot asthme devrait être banni de la langue médicale, l'affection qu'il sert à caractériser devant toujours être rapportée à la lésion anatomique dont il est question.

Malgré le rang élevé qu'occupe dans la science le célèbre médecin de l'hôpital Beaujon, sa théorie a été combattue avec succès par MM. Beau (*Archives de médecine* (1840) ; Piorry (*Traité du diagnostic*, 1er vol., pag. 474), et par MM. Monneret et Fleury (*Compendium de médecine*, t. 3), qui n'admettent le développement de l'emphysème que consécutivement à celui du catarrhe, et n'en font par conséquent qu'une lésion secondaire, résultat des efforts des puissances expiratrices, pour débarrasser les poumons de l'air qui a servi à l'hématose, et qui ne trouve plus une issue facile à travers des conduits obstrués. Nous sommes d'autant plus porté à admettre ce mode de génération de l'emphysème que l'existence d'une dilatation primitive des vésicules pulmonaires est niée aujourd'hui par MM. Bouvier, Gavarret, Magendie, Piedagnel, Prus, Requien et Rochoux, qui se sont assurés que cette dilatation ne pouvait jamais atteindre des dimensions visibles à l'œil nu, et qu'elle n'est en définitive qu'un phénomène inappréciable et insignifiant en lui-même. Pour ces anatomo-pathologistes, l'infiltration d'air, soit dans le tissu cellulaire intervésiculaire, soit dans le tissu cellulaire interlobulaire et sous-pleural, qui constitue véritablement l'emphysème, peut être produite à l'état aigu par toutes les causes qui apportent un empêchement considérable à l'accomplissement de l'acte respiratoire. Ainsi la strangulation complète ou incomplète et les engorgements subits agissent d'une manière analogue (comme j'ai pu le constater il y a peu de temps sur un sujet mort d'une angine œdémateuse), l'asphyxie par submersion, les efforts que suscitent certaines toux convulsives, ceux de l'agonie, l'insufflation de l'air dans les voies respiratoires, quelques émotions vives, et à l'état chronique, toutes ces mêmes causes, lorsqu'elles n'ont pas assez de puissance pour déterminer un emphysême aigu, et qu'elles ne le produisent qu'à la longue et en se répétant fréquemment.

Dans la maladie qui nous occupe, le rétrécissement des tuyaux bronchiques par le spasme qui s'empare de leur couche musculaire, la présence d'un mucus épaissi qui vient souvent s'y ajouter sont des obstacles contre lesquels les puissances expiratrices ont à lutter avec d'autant plus d'énergie qu'ils sont plus prononcés et qu'ils se reproduisent plus souvent. Aussi comprend-on très bien qu'à la longue l'air finisse par s'épancher dans le tissu des poumons, et vienne constituer l'altération désignée sous le nom d'emphysême pulmonaire, effet et non cause de la maladie.

Une des preuves les plus positives que l'emphysême n'est pas la cause nécessaire de l'asthme, c'est qu'il n'existe pas chez tous les asthmatiques, comme l'ont prouvé MM. Laennec, Cruveilhier, Gintrac et Graves, et qu'il peut exister sans qu'il y ait de dyspnée, ainsi que le dit M. Louis.

Il est donc démontré que l'asthme est une affection des bronches produite par des causes qui agissent sur leur membrane muqueuse, et qui déterminent secondairement leur contraction spasmodique, nous avons maintenant à nous expliquer sur la nature de cette irritation : est-elle inflammatoire? est-elle nerveuse? Doit-on lui conserver la dénomination de névrose, qui lui est donnée par un grand nombre de médecins? Nous n'y voyons pas d'inconvénients; mais, avant tout, il convient de s'entendre sur la valeur des mots; et, dans ce but, nous allons exposer notre sentiment sur ce mode d'irritation.

Qu'est-ce qu'une névrose, sinon un trouble passager survenu dans l'état normal d'une partie, et qui, ne laissant après lui aucune trace matérielle, a été attribué à une lésion de l'innervation? Mais connaissons-nous assez bien ce qui se passe dans l'intimité de nos organes pour préciser ainsi la fonction qui y est lésée? Le mot névrose n'a-t-il pas été, dans bien des circonstances, employé pour cacher notre ignorance? Ne l'a-t-on pas appliqué à une foule de désordres fonctionnels dont on ne pouvait se rendre compte, et qui, plus tard, ont été reconnus d'une toute autre nature? Ne peut-on pas croire qu'on l'ait aussi fait pour l'asthme? En conservant cette dénomination, voici comment nous en donnons l'explication : Dans la membrane muqueuse du poumon, comme dans tous les autres tissus, la puissance nerveuse et le sang s'influencent réciproquement; mais aussi, comme sur tous les points de l'organisme, le tissu nerveux, sentinelle vigilante de la vie, est le premier impressionné par les agents extérieurs. C'est la modification qu'il éprouve par suite de cette action, qui constitue la névrose; et nous croyons qu'il n'est pas déraisonnable d'admettre qu'il peut y avoir alors un changement matériel dont la fugacité soit telle qu'il n'en reste rien après la mort. Mais, si cette modification est souvent renouvelée, ce changement devient stable et il constitue ce qu'on a désigné sous le nom d'inflammation aigue ou chronique, selon son intensité : c'est ce qu'a constaté Laennec en disant qu'il n'a rencontré que chez un petit nombre d'asthmatiques les signes du spasme pulmonaire sans aucune complication de catarrhe ; c'est ce que M. Rostan confirme lui-même en mentionnant l'état pathologique des bronches dans la plupart des cas qu'il a rapportés. C'est enfin ce qui rend raison de la division qu'ont établie les pathologistes de l'asthme en sec et humide, espèces qui se succèdent par le fait de la durée de la maladie, et qui n'en sont réellement que deux degrés.

Par cette théorie il est facile de se rendre compte de la répétition fréquente des accès à la plus légère cause, en se rappelant que, lorsque les expansions nerveuses sensitives ont pris l'habitude de l'irritation, un rien la renouvelle.

Résumé. — De tout ce qui précède, il résulte que les causes susceptibles de produire l'asthme portent d'abord leur action sur l'élément nerveux de la muqueuse pulmonaire ; que consécutivement à cette impression, un changement matériel a lieu dans cette membrane, et qu'un spasme tonique s'empare de la couche musculaire sous-jacente, et donne lieu aux phénomènes qui constituent cette affection. La répétition fréquente des accès entraîne à la longue des altérations de texture dans la partie qui en est le siége ; et ces altérations se confondent avec celles qui caractérisent les inflammations chroniques. C'est en effet sous cette dénomination qu'on connaît aujourd'hui la plupart des anciennes névroses. Cette étiologie bien établie, les divisions nombreuses admises par les auteurs doivent tomber, et on ne peut plus admettre que deux espèces d'asthme : un simple et un compliqué.

§ III. — Pronostic.

Le pronostic de l'asthme simple n'est point fâcheux. C'est une croyance populaire qu'une longue existence est promise aux asthmatiques. Floyer est mort à 80 ans, et il ne se rappelait pas l'époque où il en avait ressenti la première atteinte. Ce médecin dit avoir rencontré des asthmatiques qui, d'après leur rapport, ont souffert de cette maladie pendant cinquante ans, sans cependant cesser, quant au reste, d'être en bonne santé, sans éprouver aucune altération considérable dans les poumons, sans être obligés de renoncer à leurs occupations, et « C'est, » dit-il, un fait que j'aime à me rappeler pour en- » courager mes malades et me consoler moi-même. » Cette incommodité, en effet, ne m'a point empê- » ché d'étudier, de me promener, de monter à che- » val, d'exercer ma profession ; de manger, de boire » et de dormir aussi bien que jamais ; et je ne m'a-

» perçois encore d'aucune altération dans mes pou-
» mons. »

L'asthme disparaît souvent par suite du développement d'une maladie nouvelle sans qu'on puisse se rendre compte d'un semblable résultat autrement qu'en le constatant et qu'en se rappelant que les grandes perturbations de l'économie peuvent exercer une influence extrême sur les affections locales. Les annales de la science contiennent un bon nombre d'exemples de terminaisons semblables de cette affection. Ainsi on trouve dans Floyer l'observation du roi Guillaume, qui, sujet à l'asthme, n'en avait pas été incommodé pendant la suppuration d'une plaie causée par un boulet de canon qui lui avait froissé l'épaule à la bataille de la Boyne.

Rhazez avait dit longtemps avant *asthmaticis si apostemata excitentur in cruribus forsan solvitur morbus.*

Finke cite le cas d'une fille de 40 ans depuis longtemps sujette à de fréquentes attaques d'asthme, et qui en fut délivrée à la suite d'une fièvre bilieuse épidémique (1).

Il y a peu d'années, le docteur Graves a rapporté deux cas très remarquables de disparution de l'asthme chez des sujets qui furent atteints de maladies nouvelles. Le premier est celui d'un jeune enfant qui avait de fréquentes et violentes attaques d'asthme spasmodique. Ayant éprouvé une forte attaque de goutte au pied (maladie qui était héréditaire du côté

(1) *De morbo bilioso*, pars 1, page 61.

du père et de la mère), il cessa aussitôt de ressentir les attaques d'asthme, et depuis quatre ans n'en a pas éprouvé la moindre atteinte, bien qu'il prenne part à tous les ébats et à tous les jeux de son âge dans une école publique. Le 2e cas est celui d'un jeune homme âgé de douze ans, qui était sujet à de violentes dyspnées que le moindre exercice augmentait beaucoup, au point même que, pendant plusieurs mois, il ne pouvait sortir de sa chambre qu'avec beaucoup de précautions et sans s'exposer à une suffocation imminente accompagnée de palpitations, d'enrouement et de tous les symptômes d'une asphyxie commençante. Un nombre considérable de moyens furent essayés pendant une année entière, et avec la persévérance la plus opiniâtre, sans le moindre avantage ; mais ayant contracté une fièvre typhoïde qui fut extrêmement grave, il n'a pas ressenti depuis la guérison la moindre trace de sa première affection.

Je connais un fonctionnaire d'un grade élevé dans la marine, d'une constitution éminemment nerveuse, qui a été pendant plus de dix ans sujet à de violents accès d'asthme spasmodique, dont les paroxysmes lui faisaient quelquefois redouter l'asphyxie, et lui rendaient l'existence insupportable. Pendant ce temps il a éprouvé tout ce que cette maladie présente de bizarre sous le rapport de la durée des accès, de leur cessation brusque, de leur retour imprévu, de l'influence différente des mêmes causes et des mêmes lieux, pour la modifier tantôt en bien, tantôt en mal. Après avoir essayé en vain tout ce qu'une thérapeutique rationnelle ou empirique pouvait lui conseiller, et n'en avoir conservé qu'un vif sentiment de crainte pour les évacuations sanguines, qui toujours avaient aggravé son état. la maladie a disparu, il y a deux ans, par suite d'un changement de résidence, sans que depuis il ait ressenti la plus légère atteinte d'asthme, malgré son retour dans la ville où il avait le plus souffert, et où il a fixé de nouveau son domicile. Il est à noter également que cette personne n'a jamais toussé ni avant ni après les accès. Ceux-ci se jugeaient habituellement par l'expulsion de quelques petites masses de mucus épaissi, mais en quantité très minime.

Les accès les plus graves, ceux qui pour un observateur sans expérience sembleraient mettre la vie du malade en péril, se terminent presque toujours sans accidents fâcheux.

Le pronostic de l'asthme est d'autant plus favorable que les accès se produisent moins souvent, et qu'ils sont moins intenses. Quand ils sont de longue durée, qu'ils reparaissent à de courts intervalles, on doit redouter la production de lésions organiques des organes de la circulation ou de ceux de l'innervation. L'emphysème pulmonaire peut aussi résulter de violents paroxysmes, en déterminant la rupture de quelques cellules pulmonaires, et cette complication est souvent mortelle. Les journaux de médecine en ont récemment présenté quelques observations remarquables.

Quand l'asthme est compliqué, le pronostic varie suivant la nature des complications.

Lieutaud avait dit au sujet du pronostic : L'asthme invétéré se guérit très rarement ; mais les asthmatiques peuvent parvenir à une très grande vieillesse. Les palpitations, les syncopes, la paralysie des extrémités supérieures sont, dans cette maladie, des accidents redoutables.

Sennert (1) avance que les jeunes gens guérissent difficilement et les vieillards presque jamais. Cela s'explique par les lésions organiques qui viennent compliquer la maladie dans les derniers temps de la vie. Selon le même auteur, l'asthme héréditaire est incurable. On le conçoit facilement, puisque alors les malades ont une disposition organique qui favorise le renouvellement des paroxysmes.

Sauvages (2) pense que l'asthme est plutôt une maladie de longue durée qu'une maladie chronique. puisqu'elle met à peine la vie en danger, du moins l'asthme ordinaire qui vieillit avec le malade.

Hippocrate a dit au sujet du pronostic : *Qui gibbi ex asthmate aut tussi fiunt antè puberbatem moriuntur.*

Galien : *Asthma si valdè senibus excititur moriuntur.*

Baglivi : *Asthma in senibus perdurat usque ad mortem et quandoque in aliis.*

(1) Lib. 2, cap. 2, part. 4.
(2) *Nosologie méthodique*, t. 2, p. 94.

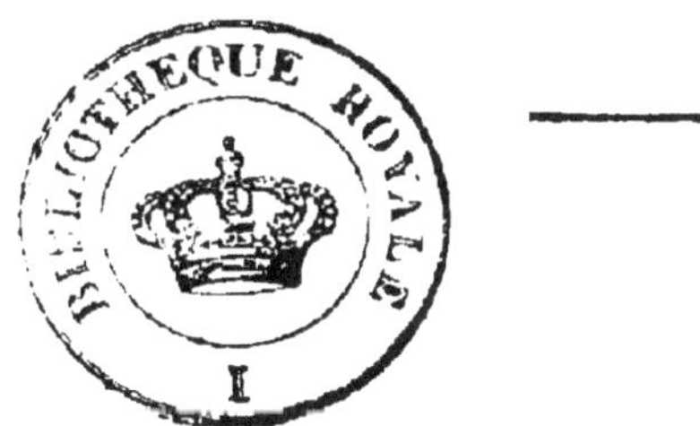

CHAPITRE IV.

Traitement.

Peu fixés sur la nature et sur le siége de la maladie, les praticiens l'ont été encore moins sur les moyens capables de la modifier avantageusement. On voit les humoristes recourir aux maturatifs pour favoriser la coction et l'expuition des humeurs (Rivière, Sennert). Les partisans de la doctrine des signatures conseillent les bouillons de poumons de renard, de lièvre, de cerf, de gazelle, sans doute pour communiquer aux malades la faculté de courir, qui leur est momentanément enlevée (Avicenne, les Arabes). Le bouillon de vieux coq joue un grand rôle dans les prescriptions des anciens médecins.

Celse (1), le premier parmi eux, a donné des préceptes assez sages et qu'il convient de se rappeler. Il conseille la position élevée de la tête dans le lit, de couvrir la poitrine de cataplasmes chauds, de faire usage de boissons douces et d'aliments de même nature, de préférer les médicaments qui portent aux urines. Rien, dit-il, n'est plus avantageux que la promenade lente, presque jusqu'à lassitude; que de nombreuses frictions, surtout sur les parties in-

(1) Lib. 4, *De re medica.*

férieures, soit au soleil, soit au feu, et poussées jusqu'à la sueur, et que l'application de cataplasmes chauds à la gorge et de bains de vapeur dirigés vers la bouche.

Cœlius Aurelianus a résumé en peu de mots les soins que l'on doit donner aux personnes atteintes d'asthme(1) : « *Est autem passio stricturæ, qua propter convenit ut mox corpus invaserit, sive cum repetendo superpositionem aspiraverit, jacere ægrotantes altioribus stramentis, thorace atque capite sublevato, loco lucido, atque calido mediocriter, adhibite requie et abstinentia cibi usque ad tertium diem si vires permiserit : pectus tegendum lana atque fovendum oleo dulci calido : adhibita quoque articulorum blanda calidarum manum fricatione, ut etiam tenendo medeamur teporibus admotis, tempore quo accessio vehementiscit et cucurbitæ lenissime raptibus detrahendæ.* »

Baglivi (2) conseille aux asthmatiques l'air de la campagne. Voici dans quels termes : *In diuturno asthmate, sive humorali, sive convulsivo, aerem rusticum ægrotantibus impero, et potissimùm, ut campos habitent quos arant bubulci : debet itaque asthmaticus sequi bubulcum quando terram arat, et incedere per sulcum, sive viam ab aratro recenter in terrâ factam, et aperto ore respirare aerem, sive alitus nitroso salinas ac sulfureas à recenter ruptis terræ glebis prodeuntes; tonus pulmonum longo morbo relaxatus, nitro-salinâ centralis terra caloris substantiâ roboratus, confirmatur*

(1) *De morbis acutis et chronicis*, lib. III, cap. 1, p. 431.
(2) *Opera*, p. 107.

et restituitur, coque restitus circulus quoque liquidorum per pulmonum telas in libertatem ponitur morbusque profligatur,

Les balsamiques, les incisifs, les expectorants, ont été mis en usage par ceux qui ont voulu favoriser l'issue des humeurs qu'ils regardaient comme cause de la maladie. Ils y joignaient l'emploi des révulsifs et des dérivatifs.

Les antispasmodiques, les narcotiques, les stupéfiants, ont été la ressource des partisans de l'influence nerveuse dans la production des phénomènes de cette maladie.

L'atmiatrie a joué un rôle dans le traitement de l'asthme. On doit à Fourcroy (1) et à Beddoës d'avoir conseillé l'inspiration de l'oxigène comme moyen de guérison. Thornton rapporte l'observation d'un asthmatique dont l'inspiration de l'oxigène paraissait aggraver le mal. Il réussit à le guérir en combinant ce gaz avec l'hydrogène. Il lui faisait respirer, le matin l'oxigène très étendu, et le soir l'hydrogène qui ne manquait jamais de l'endormir et de lui procurer une nuit très calme. Ce malade avait remarqué qu'il ne respirait jamais plus facilement qu'au théâtre, lorsqu'il y avait beaucoup de monde et qu'il s'y plaçait au paradis. D'autres médecins ont vanté l'inspiration du chlore mêlé dans de faibles proportions à l'air de l'appartement qu'habite le malade, et ils prétendent en avoir obtenu de bons effets.

On a même été jusqu'à conseiller des fumigations

(1) *Annales de chimie*, t. IV.

arsénicales; mais l'emploi d'un pareil médicament ne saurait être sans danger pour les malades. C'est sans doute par erreur qu'on y a eu recours, et par la confusion qu'on a faite du sandarach des Grecs, qui est le sulfure rouge d'arsenic, avec le sandarach des Arabes, qui est la gomme du génevrier, dont les vapeurs ont pu soulager dans la complication de l'asthme avec le catarrhe pulmonaire chronique.

Le traitement de l'asthme doit varier selon son état de simplicité ou de complication: il doit aussi varier selon qu'on est appelé pendant les accès ou dans les intervalles.

Le premier soin que doivent avoir ceux qui ressentent les avant-coureurs d'un accès d'asthme, c'est de respirer un air libre et frais; de prendre une position qui rende aussi faciles que possible les divers mouvements de la respiration; de débarrasser le corps des liens ou des vêtements qui pourraient s'opposer à la liberté de ses mouvements; de garder le silence et le repos le plus parfait. Les asthmatiques ne devront chercher à se mettre au lit que lorsqu'ils sentiront l'influence du sommeil assez grande pour leur donner l'espoir d'être promptement endormis; sans cela ils verront toujours les symptômes s'aggraver. Sous l'empire de ces moyens, j'ai souvent vu les accès être moins graves. L'influence de la lumière soulageant beaucoup, il est convenable que les asthmatiques aient une lampe allumée dans leur appartement. Quand cette précaution a été négligée, ils doivent, aussitôt qu'ils ressentent les prodrômes d'un accès, se procurer de la lumière : toujours je me suis trouvé mieux sous son influence.

Presque tous les praticiens se sont accordés sur les bons effets qu'on retire de l'emploi des dérivatifs, tels que pédiluves, manuluves irritants, frictions sèches sur la périphérie. Hérodote avait conseillé les bains de sable chaud aux asthmatiques (1). Je dois dire que si dans le cours des accès, ces moyens ne m'ont point paru avoir d'effets bien marqués, j'ai cependant ressenti du soulagement de quelques-uns qui leur sont analogues. Ainsi, en Turquie, l'usage des bains d'étuves humides et des frictions dont on les accompagne m'a presque toujours préservé d'avoir un second accès, quand j'y avais recours immédiatement après le premier. Le soin de faire chauffer mon lit, ou l'action d'un feu ardent avant de me coucher, produisent sur moi une dérivation qui m'a souvent préservé d'un accès, quand déjà j'en ressentais les avant-coureurs.

En 1842, le docteur Ducros, de Marseille, a communiqué à l'Académie des sciences un mémoire sur l'emploi de l'ammoniaque appliquée comme moyen révulsif sur l'arrière-bouche, et le pharynx dans le traitement de l'asthme et des dyspnées emphysémateuses. Des succès remarquables obtenus sur des personnages d'un rang élevé fixèrent l'attention des médecins sur cette nouvelle ressource thérapeutique dont, au dire de M. Rognetta, M. Ducros ne se-

(1) Sprengel, *Hist. de la méd.*, t. 2.

rait pas l'inventeur, Giacomini en ayant, en effet, parlé dans son Traité de matière médicale.

Le procédé d'application est fort simple. Il consiste à tremper un pinceau de charpie, gros comme le doigt, dans un mélange formé de quatre parties d'ammoniaque liquide et d'une partie d'eau, et à le porter dans le fond de la gorge, en touchant rapidement le voile du palais, la luette, la voûte palatine et quelquefois la partie profonde du pharynx. L'ammoniaque liquide n'étant pas toujours au même degré de concentration, il convient d'essayer le mélange avant de s'en servir en l'approchant du nez. Si l'impression est trop forte, on le laisse s'affaiblir. Quelques praticiens préfèrent tremper le pinceau dans de l'ammoniaque pure, et l'immergent instantanément dans un verre d'eau pour le porter au fond de la gorge.

Le résulat de cette application est de déterminer d'abord un sentiment de suffocation accompagné d'agitation et de commotion musculaire, de toux suivie d'expectoration très abondante. Après ce trouble momentané, il survient du calme, et le plus souvent le malade se trouve notablement soulagé.

Il suffit ordinairement d'une application pour obtenir une amélioration sensible; il est rare qu'on soit obligé d'y revenir plusieurs fois.

MM. Rayer, à la Charité; Guérard, à l'hôpital de Saint-Antoine; Legroux, à l'hôpital Beaujon, ont expérimenté l'application de l'ammoniaque contre l'asthme, sur un très grand nombre de malades, avec un résultat généralement favorable; chez quelques uns même l'effet aurait été véritablement prodigieux, puisque les accès asthmatiques ont disparu comme par enchantement. On trouve dans le journal de M. Rognetta l'observation d'une vieille femme, âgée de plus de 60 ans, qui étouffait réellement lorsqu'elle fut admise à l'hôpital Saint-Antoine. Sa respiration était presque suspendue par un emphysème pulmonaire considérable; les accès d'étouffement revenaient avec une violence extrême. Une seule application ammoniacale dans la gorge fut faite et l'asthme disparut.

M. Rognetta pense que l'ammoniaque agit alors comme hyposthénisant thoracique et qu'il n'est pas nécessaire de le porter dans la gorge pour obtenir des résultats avantageux. D'après cette pensée, M. Legroux l'a employée sous forme de liniment, sur les parois de la poitrine, et a également réussi à soulager les malades. M. Amussat et d'autres praticiens l'ont administré en potion à la dose de six à huit gouttes. Ils se louent beaucoup de cette méthode, qu'ils préfèrent à l'application gutturale, laquelle n'est pas toujours exempte de danger, comme on en voit la preuve dans le numéro du mois d'octobre 1845 des Connaissances médico-chirurgicales, où il est question d'un malade de la Charité, qui, à la suite d'une cautérisation pharyngienne, faite avec les précautions indiquées plus haut, fut pris de convulsions épileptiformes extrêmement intenses, lesquelles furent suivies de convulsions tétaniques qui durèrent plus de dix minutes et inspirèrent les plus vives inquiétudes aux assistants.

Lorsqu'il y a imminence de suffocation, ou qu'on peut supposer une congestion pulmonaire ; qu'il existe une complication avec quelque affection organique du cœur, une saignée semble indiquée. Hippocrate, Baglivi, Sennert, Haller, Bosquillon, Castel, l'ont conseillée. Ils ont vu les accidents graves disparaître à la suite de son emploi ; mais l'asthme par lui-même n'en paraît pas être sensiblement modifié. Millar n'était point partisan de ce moyen, qu'il regardait comme capable d'aggraver la maladie. Je n'ai point eu l'occasion d'y recourir, et je ne puis juger par moi-même de son efficacité ; mais je dois dire que deux asthmatiques dont j'ai parlé dans ce mémoire ont appris à en redouter les effets.

On n'a point été d'accord sur le lieu où l'on doit pratiquer la saignée. Haller indique celle de la jugulaire ; Sennert conseille d'avoir recours à celle de saphène, quand l'asthme est dû à la suppression des menstrues ou des hémorroïdes ; il dit aussi qu'on peut aider son action par l'application de ventouses sèches aux cuisses. Il nous est impossible de préciser à l'avance la conduite que l'on doit tenir. L'état du malade, l'intensité des symptômes, les causes de la maladie aideront à fixer son choix sur la veine que l'on doit ouvrir.

A en juger par les résultats obtenus dans la seconde observation que j'ai rapportée, l'application des sangsues ne procure pas de soulagement durant les paroxysmes. Peut-être en les répétant dans l'intervalle des accès chez les sujets dont l'invasion de la maladie a été précédée par la suppression de quelque hémorrhagie périodique habituelle, obtiendrait-on des résultats plus satisfaisants.

Sennert (1) a conseillé d'appliquer des ligatures sur les parties inférieures, dans le but d'empêcher les humeurs, qu'il supposait être la cause de l'asthme, de remonter vers le poumon. De nos jours quelques praticiens ont remis ce traitement en faveur. M. Jolly (2) dit l'avoir employé avec succès. Je n'ai pas été aussi heureux deux fois que j'y ai eu recours, sans qu'il m'ait paru apporter aucun changement à mon état.

Quant aux nombreuses boissons conseillées pendant la durée des accès, je crois peu à leur efficacité. Ce n'est que par la quantité de liquide introduite dans l'économie qu'elles amènent du soulagement; aussi je n'ai jamais recours qu'à l'eau pure : c'est, selon moi, la boisson la plus convenable pour tempérer le spasme pulmonaire. Floyer assure que ce qui le soulageait le plus, c'était de prendre le soir abondamment de l'eau panée, à laquelle il ajoutait un peu de nitre et de sel ammoniac. Mon collègue, M. T., se trouve très bien des boissons chaudes prises en très grande quantité.

Je conçois l'avantage des préparations oxymélées, antimoniales, des scillitiques, et de tous les expectorants chez les asthmatiques dont la maladie se com-

(1) Lib. II, cap. 2, part. 3.
(2) *Dict. de méd.*, t. 3, 2e édition.

plique avec le catarrhe pulmonaire chronique. Ces préparations administrées à la fin des accès, doivent faciliter l'expectoration, peuvent concourir au dégagement des bronches et amener ainsi un soulagement notable. Dans les mêmes circonstances, les résines balsamiques, administrées en fumigation ou sous toute autre forme, peuvent aussi produire de bons effets; mais elles agissent plutôt contre la complication que contre la maladie principale.

Deux fois je me suis trouvé soulagé par l'emploi de la poudre d'ipécacuanha prise à dose vomitive. La secousse qu'occasionnent les vomissements produit une dérivation salutaire; l'expectoration critique s'établit et l'accès est jugé. Cette manière d'agir des émétiques est sans doute la cause de la haute faveur dont ils ont joui auprès des médecins humoristes qui, d'après leurs idées théoriques, les ont tant préconisés. Ils leur associaient les purgatifs phlegmagogues, les clystères carminatifs et autres moyens irritants portés sur le tube digestif. L'emploi de cette médication, dont on peut obtenir de très bons résultats dans quelques cas, doit être subordonné aux nombreuses indications qui peuvent se présenter : c'est surtout chez les sujets lymphatiques, replets, à fibres molles, et prédisposés aux affections catarrhales, qu'on pourra les ordonner avec le plus de chances de succès.

M. Legroux, dans son service de l'hôpital Beaujon, prescrit avec succès l'usage journalier du tartre stibié, à la dose de 15 à 20 centig. (3 à 4 grains) mêlé au sirop d'ipécacuanha. Son intention est de produire le vomissement, pensant avec raison que les efforts que nécessite cet acte de l'économie sont utiles pour amener la cessation du spasme et le dégagement des bronches. Dans les idées de l'école italienne, l'emploi des vomitifs est regardé comme devant amener un effet hyposthénisant favorable aux malades.

Plusieurs plantes stupéfiantes ont été indiquées comme d'excellents moyens pour soulager les malades et diminuer la longueur de leur accès. Le *datura stramonium* est une de celles qui jouissent encore de la plus grande faveur. Ce sont particulièrement les médecins anglais qui ont accrédité les propriétés bienfaisantes de ce végétal. Notre collègue Busseuil l'a vu usité à Java. Le docteur Kriner rapporte plusieurs observations qui constatent les bons effets des feuilles et des tiges de stramoniun fumées en guise de tabac. Le professeur Cruveilhier se loue aussi des bons effets qu'il en a obtenus en s'en servant de la même manière. M. T., qui l'a expérimenté sur lui-même, ne saurait lui donner trop d'éloges; il fume les feuilles de stramonium sous forme de cigarettes, et il dit que c'est au moment où on éprouve une sorte de vertige que le soulagement commence à se manifester. L'influence de cet agent se borne à modifier l'accès contre lequel on l'emploie; et il n'a aucune action contre le paroxysme suivant qui, dit-il, n'en arrive pas moins avec toute son intensité.

Des observations nombreuses ont confirmé les avantages du datura stramonium employé en fumigations, pour atténuer ou faire disparaître les symptômes les plus graves de l'asthme. En 1836, le docteur Miquel a inséré dans le *Bulletin général de thérapeutique*, dont il est le rédacteur en chef, une note sur l'emploi des feuilles sèches de ce végétal contre cette maladie; il rappelle que MM. Cayol, Biett, Martin Solon, Andral y ont eu souvent recours, et toujours avec succès. Que les médecins anglais, Christie, English, Reid, Kipton, ont également publié des faits favorables à l'emploi de ce médicament. Sur vingt-six cas d'asthme, traités par ces observateurs, neuf ont été parfaitement guéris par la fumée du stramonium, employé à la manière du tabac. Chez dix-sept malades, les accès, sans être radicalement dissipés, ont été calmés, suspendus pour un temps et quelquefois même arrêtés chaque fois qu'ils revenaient. Le temps n'a fait que confirmer à mon confrère M. T., les avantages qu'il lui avait reconnus pour arrêter instantanément le développement des accès d'asthme, seulement il l'emploie pur et sans mélange avec le tabac. Un autre médecin de mes amis, qui est asthmatique depuis plus de quarante ans, ne s'est décidé à y recourir que dans ces dernières années, et il le vante avec une sorte d'enthousiasme.

Le stramonium agit comme calmant des voies aériennes, comme antispasmodique; par son action, la pénétration de l'air dans les tubes bronchiques devient plus facile. L'effet de cet agent thérapeutique pourrait, au besoin, servir à prouver la nature de la maladie.

La meilleure manière de l'administrer consiste à hacher les feuilles comme on fait du tabac, à en charger des pipes ordinaires, ou mieux encore à en faire des cigarettes en papier, à la manière espagnole. On doit se borner d'abord à une ou deux pipes ou cigarettes pour augmenter plus ou moins vite, suivant le résultat. Il est rare que le soulagement ne se manifeste pas très promptement. Quelques asthmatiques se bornent à fumer le stramonium, lorsqu'ils ressentent les avant-coureurs d'un accès qu'ils parviennent ainsi à enrayer.

Plusieurs médecins conseillent de ne prescrire ce médicament qu'après s'être assuré qu'il n'existe aucune phlogose des organes pulmonaires.

D'après les idées que nous avons adoptées sur la nature de l'asthme, nous étions porté à croire aux avantages que l'on pourrait retirer des préparations de belladone, dont les propriétés anticontractiles sont généralement connues, lorsqu'un article sur ce sujet est tombé sous nos yeux (1). Le docteur Magistel y préconise l'emploi des fumigations des plantes narcotiques et des feuilles de belladone en particulier dans le traitement de l'asthme. Sur cinq malades traités par ce moyen, quatre ont guéri, et le cinquième, vieillard âgé de 75 ans, a éprouvé de l'amélioration. C'est aux praticiens à vérifier l'exactitude de ces résultats, et à s'assurer si ce médicament n'est pas capable, comme le précédent, de modifier avantageusement les paroxysmes de l'affection asthmatique.

Les docteurs Kriner et Laennec donnent aussi

(1) *Gazette médicale*, décembre 1834, page 817.

des éloges à l'inspiration de l'infusion de feuilles de laurier-cerise. Le dernier a pu constatar également l'efficacité des préparatifs d'acide hydrocianique.

La lobélie enflée (*lobelia inflata*, de la famille des campanulées), dont les effets ressemblent beaucoup à ceux du tabac, mais dont l'action est plus forte et plus diffusible, a été administrée dans l'asthme, par le docteur Elliotson, qui lui a attribué des propriétés spécifiques contre cette maladie. D'autres observations, recueillies par M. Stricht, élève de l'hôpital Saint-Barthélemy à Londres, viennent à l'appui de cette opinion (1); il l'a employée dans deux cas d'asthme spasmodique dont les accès étaient très violents et très fréquents, à la dose de vingt à trente gouttes de teinture dans une petite quantité d'eau distillée, à trois reprises par jour; dans ces deux cas, les effets de ce médicament ont été rapides, et les accès ont disparu complétement au bout de trois jours de traitement. De pareils succès doivent engager à continuer les essais sur l'emploi de ce médicament.

Depuis 1835, un grand nombre de praticiens ont confirmé l'action favorable de la lobélie enflée dans le traitement de l'asthme, John Andrew, aux Etats-Unis; M. Bidault de Villiers, en France; Morelli, en Italie, et tout récemment le docteur Tott, à Ribnitz, sont de ce nombre. Le dernier ne recommande ce médicament que comme palliatif; mais il le croit très efficace et cite à l'appui de son opinion deux

(1) *The Lancet*, février 1833.

observations d'asthmes invétérés qui avaient résisté à un grand nombre de moyens et qui cédèrent à l'administration de la teinture de lobélie. Le pre-premier malade n'avait eu qu'un accès en deux ans tandis qu'auparavant il en avait tous les quinze jours. Chez le second, les accès se sont d'abord calmés, et n'avaient plus reparu depuis dix-huit mois.

Le caroube de Judée, production accidentelle du *pistacia terebenthus*, a été indiqué par le docteur Hoffmann de Hoffmannsthal de Vienne, comme favorable aux malades atteints de catarrhe pulmonaire, de bronchorée, d'asthme essentiel, etc. On l'emploie en fumigations qui, au rapport du docteur Schiffner, produisent un effet calmant, semblable à celui des préparations d'opium. M. Martin Solon, dans un rapport à l'Académie royale de médecine (1), sur l'usage de ce nouveau médicament, annonce en avoir fait usage à l'hôpital Beaujon, sur un seul malade atteint d'un bronchite chronique, accompagnée d'accès d'asthme fréquents. Il prescrivit à cet homme de fumer trois fois par jour une pipe chargée de caroube concassé, et de faire usage en même temps d'un julep dans lequel on faisait infuser 2 grammes de la même substance. La vapeur aromatique et résineuse arrivait facilement dans les voies respiratoires, ajoute M. Martin Solon. Le malade la trouvait agréable et recourait volontiers au remède. Il lui sembla qu'une fois son usage

(1) Séance du 3 septembre 1844, Bulletin de l'Académie.

avait arrêté un accès de suffocation. Le julep dont la saveur était très désagréable parut faciliter la sécrétion bronchique ; mais ces moyens continués trop peu de temps pour amener la guérison et être jugés définitivement, ont prouvé du moins qu'on pouvait les employer sans inconvénient, qu'ils agissaient favorablement sur la membrane muqueuse du larynx, de la trachée-artère et des bronches, et par suite, sur plusieurs maladies de l'appareil respiratoire.

Un médecin italien, le docteur Nicolo Frisi, a essayé avec succès un nouveau moyen, qui consiste à employer le nitre en fumigations, d'après la méthode américaine. On plonge à deux reprises différentes un papier épais et poreux dans une forte solution d'azotate de potasse, et on le fait sécher. Lorsque les accès d'asthme sont imminents, on brûle ce papier dans la chambre du malade ou on le lui fait fumer dans une pipe. Je n'ai pas essayé ce moyen, mais j'éprouve un bien-être tout particulier, lorsque je respire la fumée qui s'échappe de l'amadou en combustion, il me semble alors que la respiration se fait avec plus de liberté, que l'air pénètre plus profondément dans les bronches, et si j'ai quelque tendance à la dyspnée, je me trouve assez promptement soulagé par cette fumée. Je dois ajouter cependant que la personne dont j'ai parlé à l'occasion de la disparition de l'asthme à la suite d'autres maladies, a vu son état s'aggraver pour avoir tenté l'emploi du même moyen qui lui avait été conseillé par son médecin.

Au surplus, on ne doit pas oublier au sujet du traitement de l'asthme, que dans cette maladie, comme dans toutes les maladies nerveuses, les divers agents thérapeutiques sont susceptibles de varier dans leur action, et de produire des effets quelquefois opposés selon les idiosyncrasies des sujets. Le docteur Graves rapporte à cette occasion, dans le mémoire dont nous avons déjà parlé, le fait suivant, qui est un exemple frappant de cette inconstance: « En décembre 1839, dit-il, je donnais des » soins à deux messieurs qui demeuraient dans la » même rue, et avaient tous deux environ 45 ans; » ils souffraient tous les deux de l'asthme, tous deux » étaient d'un taille peu élevée et très robuste. Par » une froide matinée, je trouvai l'un deux souffrant » beaucoup; il n'avait pas fermé l'œil durant la » nuit, et avait été à chaque instant sur le point » d'étouffer. Il attribuait la violence extrême du » paroxysme à ce que la cheminée de sa chambre à » coucher avait fumé pendant toute la nuit, et à ce » que le temps étant très froid, il n'avait pas osé » ouvrir la fenêtre pour la faire dissiper. Je lui dis » de quitter sa chambre où il fumait ainsi, et fus » voir son voisin que je trouvai assis dans une pièce » pleine de fumée : il s'excusa de me recevoir dans » une atmosphère aussi désagréable, m'assurant » que quand l'accès d'asthme devenait trop violent, » le seul moyen d'obtenir du soulagement qu'il con- » nût, était de faire faire sur le gril un bon feu de » charbon de terre, et quand il était allumé, de » faire arrêter de temps en temps le cours de la fu-

» mée dans la cheminée par son domestique, de ma-
» nière à avoir constamment une épaisse fumée dans
» sa chambre, ce qui, dit-il ne manque jamais de
» lui procurer du soulagement. Ce dernier avait
» une existence très occupée et très active, il était
» chargé de la direction de plusieurs grandes pro-
» priétés et conséquemment il était obligé de faire
» de fréquents voyages à la campagne. Il avait ap-
» pris par expérience que la fumée de tourbe ne lui
» procurait aucun soulagement, aussi ne descendait-
» il jamais dans une auberge où l'on ne brûlait que
» de la tourbe, ne se croyant en sûreté que dans
» les lieux où il était assuré de pouvoir se procurer
» de la fumée de charbon de terre, dans le cas où
» il aurait eu un accès d'asthme (1).

Comme on le voit, les moyens thérapeutiques, capables de modifier les accès d'asthme, sont en petit nombre. On en possède peu qui soient susceptibles de les arrêter complétement lorsqu'ils sont déclarés. Aussi tous les soins du médecin doivent tendre à prévenir leur retour, et nous allons tracer maintenant les règles à suivre pour approcher le plus possible de ce résultat.

(1) *Gazette médicale* (12 juin 1841.)

SOINS HYGIÉNIQUES.

Après les causes qui agissent d'une manière directe sur le tube aérien, et dont il est très facile de se garantir, nous avons dit que les vicissitudes atmosphériques jouissaient de la plus haute influence pour rappeler les paroxysmes chez les asthmatiques; c'est à les préserver de leur action pernicieuse que doivent donc tendre des soins bien entendus. Pour mon compte particulier, je crois que si je pouvais toujours rester soumis au même degré de chaleur, de pesanteur et d'humidité de l'air, je n'éprouverais jamais de retour d'asthme: malheureusement la chose est impossible; mais il serait facile d'en approcher en habitant constamment un pays dont l'influence bienfaisante a été reconnue; en portant toujours de la laine sur la peau; en évitant toutes les causes de refroidissement, particulièrement celui des pieds; en ayant soin de garantir l'entrée du tube aérien de l'action de l'air, lorsqu'on est forcé de marcher contre un vent froid et violent; en habitant des appartements bien aérés où l'air aurait toujours la facilité d'être renouvelé, et en évitant avec soin les exercices violents et forcés.

Les erreurs de régime ayant une très grande influence dans le développement des accès d'asthme, tous les auteurs qui ont étudié cette maladie s'accordent pour recommander à ceux qui en sont atteints un régime uniforme, simple et léger, d'éviter avec soin les aliments indigestes et de haut goût, d'user plus spécialement de substances qui se digèrent avec facilité, et qui, pendant le travail digestif, ne laissent point dégager de gaz ; de proscrire sévèrement toutes les boissons alcooliques.

Le thé, le café, sévèrement proscrits par Cullen, et dont Floyer et plusieurs autres médecins anglais (1) ont recommandé l'usage aux asthmatiques comme pouvant grandement les soulager, ne m'ont point paru doués d'une action aussi marquée que l'ont cru ces praticiens. Pour les personnes qui n'en usent point habituellement, il ne serait peut-être pas rationnel de le faire; mais pour celles qui en boivent habituellement, elles n'ont rien à redouter d'en continuer l'usage; une infusion légère de thé peut même être très salutaire dans le début des accès, en déterminant une diaphorèse avantageuse. Quant au café, j'en prends habituellement mêlé avec du lait; je ne me suis pas aperçu qu'il agît d'une manière défavorable. Toutefois, il serait prudent de s'abstenir de café pur quand on est sous l'influence d'un accès.

Si l'intermittence des accès est régulière, on ne doit pas balancer à suivre l'exemple de Casimir Médicus

(1) Parceval, *Essays*, page 269.

de Mongellas et de M. Max. Simon, en prescrivant l'anti-périodique par excellence, le quinquina. Les bons effets qu'ils en ont retirés doivent engager à y recourir dans des cas semblables à ceux qu'ils ont rapportés.

En indiquant d'une manière générale que les climats chauds conviennent aux asthmatiques, on doit avoir présent à l'esprit que la susceptibilité individuelle de chaque malade peut faire modifier ce précepte dans ce qu'il a de trop absolu. Ainsi, quelques uns ne se trouvent bien que sous les latitudes tempérées, d'autres ne sont jamais mieux que dans les climats chauds. Quelques malades se trouvent mieux à la campagne qu'à la ville, d'autres sont dans des conditions inverses. En général, un air épais, humide tel qu'on le respire dans les pays plats, sur le bord des fleuves, est plus favorable aux asthmatiques que celui qui présente des qualités opposées. Quand on se trouve bien dans une localité, on doit autant que possible ne pas la quitter, sinon l'on s'expose à voir reparaître l'ennemi dont on se croyait délivré. Cette crainte me domine toutes les fois que je suis forcé de changer de lieu, et l'expérience m'a prouvé qu'elle était fondée. Sous ce rapport, je ne conçois pas comment les voyages et plus particulièrement la navigation ont pu être indiqués comme un moyen de guérison de l'asthme. Trop de causes favorables au développement de cette maladie se rencontrent à bord des navires, pour ne pas sentir l'absurdité de ce conseil. En les énumérant, nous voyons qu'un grand nombre d'hommes se trouvent réunis dans un espace resserré; que dans les parties basses où ils couchent, l'air est presque constamment stagnant et chaud; qu'une obscurité presque constante y règne; que les officiers eux-mêmes ne sont pas plus favorisés, puisqu'ils sont logés dans des réduits resserrés où l'air et la lumière ne pénètrent qu'avec peine; à chaque instant du jour, on passe brusquement de l'influence de ces localités étroites à celle de l'air libre que l'on respire sur le pont, et où l'on se trouve soumis à toutes les circonstances qui peuvent modifier cet agent sur la surface du globe. La nourriture dont on use à bord des bâtiments, dans les longues traversées, se compose presque exclusivement de salaisons, de légumes secs, et exige des estomacs robustes pour en obtenir une bonne assimilation. Si l'on joint à ces causes l'influence des passions tristes, on voit combien le séjour à la mer doit être défavorable aux asthmatiques; et, loin de le leur conseiller, on s'empressera de leur défendre d'y recourir.

Je puis, indépendamment de ma propre expérience et de celle de celui de mes collègues dont j'ai rapporté l'observation, citer en preuve de la gêne que les asthmatiques ressentent à bord d'un navire, un fait qui m'a été rapporté par un professeur de l'école de médecine navale de Rochefort, asthmatique lui-même, et qui, pendant cinq mois de voyage pour revenir de Chine en France, n'a pu se coucher une seule nuit, dans la crainte d'une violente exacerbation de sa maladie dont il a constamment ressenti les atteintes pendant une longue traversée.

L'exercice à cheval ou en voiture, la promenade en bateau sur une mer un peu houleuse, ne seraient pas sans inconvénient pendant le cours des accès. Conseillés dans l'intervalle, ils ne peuvent qu'être salutaires, relativement à l'influence des oscillations d'un navire balloté par les flots, sur les asthmatiques. Je dois dire que pouvant provoquer l'affection particulière connue sous le nom de mal de mer, elle agit avantageusement et à l'instar des moyens émétiques : plusieurs fois j'ai pu m'en convaincre, les vomissements ainsi amenés mettaient fin à un accès.

Le magnétisme, l'électricité (1), le galvanisme ont eu leurs prôneurs dans le traitement de l'asthme, sans que des résultats constants aient justifié les éloges prodigués à ces divers moyens. Au mois de novembre 1816, le docteur Wilson Philippe (2) a établi, dans un mémoire lu à la Société royale de Londres, que si le galvanisme n'apporte aucun remède à l'asthme spasmodique, affection qu'il considère comme très rare, en revanche, il guérit neuf fois sur dix l'asthme nerveux qui est beaucoup plus commun.

(1) Sigaud de Lafond, *De l'électricité animale*, page 250.

(2) *Annales de chimie et de physique.*

CONCLUSIONS.

En résumant d'une manière succincte ce que nous avons établi plus haut, nous croyons devoir répondre aux questions posées par la Société royale de médecine de Toulouse (1).

1° Que les caractères essentiels de l'asthme sont : la constriction sous-sternale, le sifflement respiratoire, l'intermittence des paroxysmes sans rien de fixe pour leur retour, l'invasion brusque des accès, l'absence de fièvre et même la régularité du pouls au milieu du trouble le plus grand des mouvements respiratoires, enfin le passage souvent rapide d'un état des plus graves au calme le plus parfait.

2° Que les lésions organiques observées dans cette maladie en sont, dans la généralité des cas, les effets et non la cause ; qu'on doit, quand elles existent, les regarder comme des complications fort graves qui peuvent en réagissant sur la cause qui les a produites, rendre plus fréquents les paroxysmes de la maladie.

3° Que l'art, dans l'état actuel, ne possède pas de

(1) Dans sa séance du 7 mai 1835, la Société royale de médecine de Toulouse a accordé à M. le docteur Lefèvre, pour ses *Recherches sur l'asthme*, une médaille d'or, et le titre de membre correspondant de la Société.

moyens capables de guérir l'asthme dans ses divers états de simplicité ou de complication ; mais qu'il peut, par des soins bien entendus, suspendre l'invasion des accès ou tout au moins les modifier avantageusement.

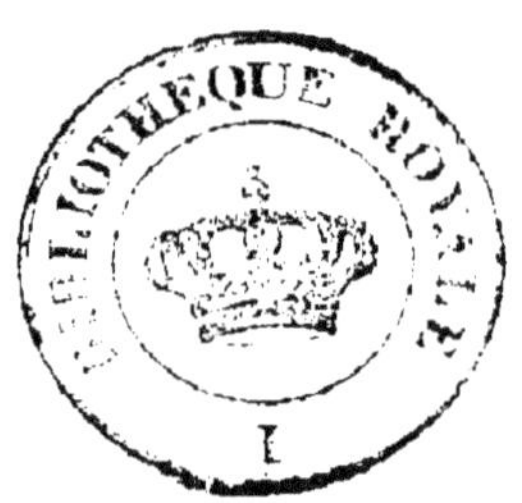

FIN.

Paris. — Imp. de Lacour et Comp., rue St-Hyacinthe-St-Michel, 33.

TABLE DES MATIÈRES.

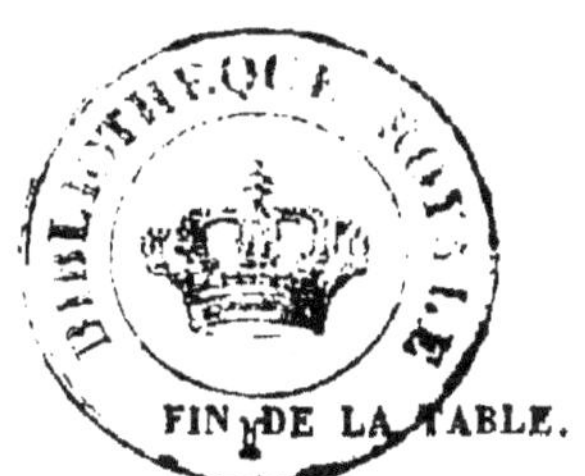

FIN DE LA TABLE.

www.ingramcontent.com/pod-product-compliance
Lightning Source LLC
LaVergne TN
LVHW050417160826
845677LV00002BA/408

* 9 7 8 2 3 2 9 7 7 1 9 5 3 *